0-3^岁婴幼儿抚触按摩技巧

刘明军　主编

化学工业出版社

·北京·

本书教给父母婴幼儿抚触与按摩的基本知识，以及对宝宝不同的部位父母应采取怎样的按摩与抚触手法，才能让宝宝感受更舒服；不同的按摩和抚触部位及方式，有不同的功效，当宝宝生病时，揉揉按按，就能祛除宝宝的疾病困扰。另外，本书还介绍了如何帮助宝宝舒舒服服过四季，在宝宝最重要的成长阶段，父母如何帮扶宝宝健康安全过度。

本书适合新手父母阅读，也可作为基层医师、医学生等的参考。

图书在版编目（CIP）数据

0-3岁婴幼儿抚触按摩技巧 / 刘明军主编 . —北京：
化学工业出版社，2015.11（2025.7重印）
ISBN　978-7-122-25380-4

Ⅰ . ① 0⋯　Ⅱ . ①刘⋯　Ⅲ . ①婴幼儿 - 按摩 - 基本知识　Ⅳ . ① R174

中国版本图书馆 CIP 数据核字（2015）第 241245 号

责任编辑：张　蕾　　　　　　　　图书策划：京视传美 & 商虞
责任校对：吴　静　　　　　　　　装帧设计：刘　艳

出版发行：化学工业出版社（北京市东城区青年湖南街 13 号　邮政编码 100011）
印　　刷：涿州市般润文化传播有限公司
710mm×1000mm 1/16　印张 13　字数 250 千字　2025 年 7 月北京第 1 版第 2 次印刷

购书咨询：010-64518888　　　　　　售后服务：010-64518899
网　　址：http://www.cip.com.cn
凡购买本书，如有缺损质量问题，本社销售中心负责调换。

定　　价：39.80 元

PREFACE 前言

所有的宝宝都是世界上独一无二的珍宝，他们都有自己的个性和特点。同时他们也有同一个需求，就是都需要关爱和呵护，然而很多父母并不懂得如何安抚宝宝。爱的抚触是最直接有效的交流方法。父母应该知道的是，细心观察宝宝的每个需求，无微不至的照顾，恰到好处的抚慰能够帮宝宝塑造安宁的心灵。在充满安全感的环境内，洋溢着关爱与呵护能够使宝宝的身心得到濡养，使他们的心灵更加健康。

一个舒适的环境能够用音乐、鲜花等营造，而向宝宝传递爱的信息，则需要通过按摩、玩耍、锻炼等方式，在这个过程中孩子和家长还能感受到弥足珍贵的亲子互动。对宝宝而言，充满爱的抚摸能够让他们累积点滴记忆，感受到积极的信息，锻炼自己、认识自己，可以使他们的心态、心情更加积极愉悦。

从人性的角度来说，充满爱的抚摸是人性深处的需求。有了爱的抚摸能够治愈心灵的创伤，能够萌发生气让生命更加富有活力，能够鼓舞人心获得努力生活的动力，能够帮助人们调节心理，更坚定的在生命的路途中走下去。

从生理学的角度来说，触觉是我们人类一生下来就出现的感觉。研究调查表示，胎儿在刚刚形成三个月、还在子宫里时候，就能够对于一些触动做出反射反应。在子宫里，胎儿身边充斥着羊水，这些羊水也会给胎儿传递一些信息，使胎儿感知得到。四个月大的胎儿能够通过在子宫里自行地吮吸手指安抚自己。专门研究触觉的科研专家也都断定充满爱意的抚触对于新生命的生长发育，的确有着十分重大的影响。

所以说，与其花大额金钱给宝宝单纯地补充营养，不如用更直接的互动来感染宝宝，建立亲密的亲子关系。本书主要是通过图片加文字解说的方法，来给父母介绍一些为宝宝进行按摩与抚触的手法，告诉父母如何通过抚触来让宝宝感受到爱，让亲子之间的互动能够有效地传递爱的信息，让共处的时光更加快乐、融洽。

编者

2015 年 8 月

目录

第三章 功效篇：摸摸按按，让宝宝更健康

第四章 常见病篇：指指点点，让宝宝远离疾病困扰

第五章 四季篇：让宝宝在爱的手指下安然过四季

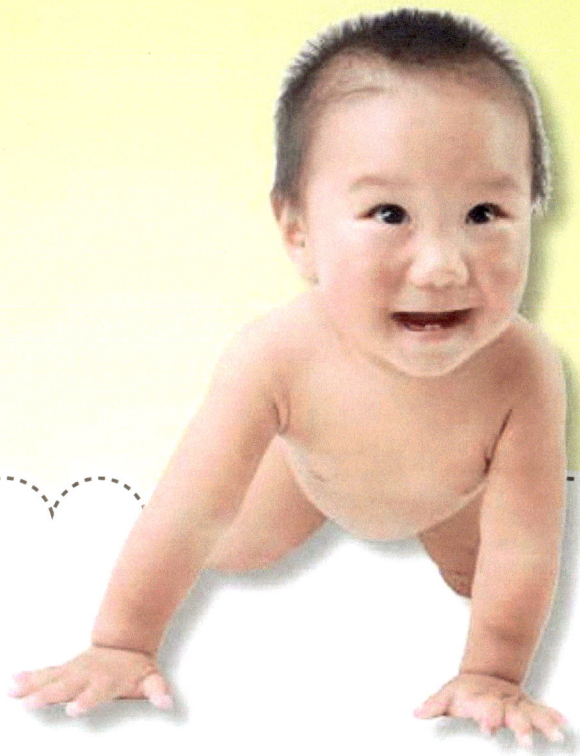

第一章

爸爸妈妈，先上上宝宝抚触按摩保健课堂吧

小天使带着满满的爱来到了你的身边，无论你多么辛苦与不适，是否都无法阻挡你幸福指数上升的脚步？这个小天使熟悉你的味道、你的声音，更喜欢你那双温柔的双手。一天之中喂饱他、哄睡他、陪伴他，固然重要，但抽点时间用双手轻轻抚触他的身体，他会在舒服与快乐之中更加健康地成长。若是不小心染上小病痛，通过科学的抚触与按摩，小天使不必打针或吃药，同样可以康复，还一点都不伤身。宝妈宝爸们都已经行动了，你还在犹豫吗？再不行动，宝宝都快长大成人了！

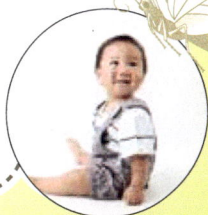

经络及穴位，宝宝自带的"药方"

儿童经络穴位图

无论大人还是小孩体内都拥有一个强大的自我调节系统，它往往深藏不露，看不见也摸不着，其中最管用的当属经络及穴位。经络，实乃人体经脉与络脉的总称，运行着全身气血、联络着五脏六腑、沟通着上下内外、调节着身体各部分。纵观小儿经络图谱，它就像一座城市的各路通道，经脉就相当于国家级的高速路，络脉就好比省级高速路，而经络上的一些小分支就是所谓的乡间小道。任何一条道路出现问题，交通便不畅甚至瘫痪。经络若是不通，百病必来侵犯。

如果经络是气血运行的通道，呈现出来就是一条条线，那么，穴位就是气血停留汇聚的地方，图上看到的就是一个个小圆点。你可别小看这些点，那可是人体健康与疾病的指向标，也就是说，人体的身体状况通过相对应的穴位都会呈现出一定程度的反应或提示。

我们都知道，人体有数百个穴位，而小儿身上的某些穴位却是特有的。比如，成人按摩攒竹穴，小儿则被称为"推坎宫"。再者，小儿的穴位不仅是点状的，还有线状、面状的。这是因为有些穴位随着经络走向，故而呈现线状结构；而有些穴位随着身体区域性反应故而呈现出面状。比如，小天心、一窝风、二扇门则为点状穴位，三关、天河水、六腑则为线状，腹部、板门等则为面状。另外，小儿的5个手指分别对应着人体五脏，即拇指对应脾、食指对应肝、中指对应心、无名指对应肺、小指对应肾，经常抚触或推拿这5个指头有利于五脏的调理。

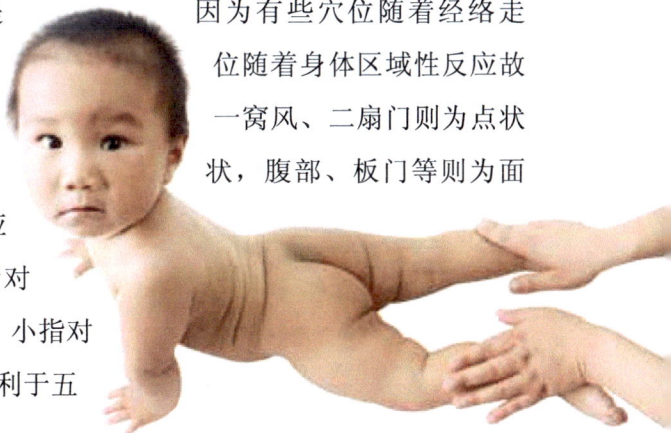

小儿抚触及按摩其实与成人按摩的作用原理是大同小异的，都是以刺激穴位与疏通经络来防病治病、保护健康的，只是作用的穴位与经络有所不同。例如，宝宝睡不安稳，可推天门；宝宝感冒了，可轻揉太阳穴；宝宝流口水不止，可按揉承浆穴；宝宝咳嗽或气喘，可推无名指上的肺经；宝宝食欲不振，可推拇指上

的脾经；宝宝小便赤涩，可推中指上的心经等。

儿童按摩大部分是点状的按摩、面状的抚触、线状的推揉，故在取穴上的要求并没有那么严格，主要以体表标志与折量分寸法为标准。所谓的体表标志即以五官、毛发、乳头、肚脐、骨节或肌肉的凹陷或凸起为取穴的标志。比如，两乳中间取膻中穴。所谓的折量分寸则需将人体不同部位规定成一定的长度，折成若干等分，称为1寸。比如，若将手腕横纹到手肘横纹的距离规定为12寸，将其分成12等分，那么每份即为取穴中的1寸。

抚触越早开始，效果越好

新生宝宝长得十分娇小，生命显得异常脆弱，故而不少家长认为新生宝宝不适宜接受抚触与按摩。实则不然。宝宝未出生前在妈妈的肚子里长时间泡在羊水里，与子宫壁有着亲密接触，早已经习惯了抚触。因此，从某种角度上看，婴幼儿从出生的第一天开始就可以接受抚触与按摩了。

婴幼儿可以接受抚触的原因

宝宝未出生前在妈妈的子宫内经常受到轻柔或强而有力的刺激，他的手、腿、背也被压向子宫壁，整个身体都被保护膜覆盖着，故而宝宝倍感安全。胎宝宝在子宫内通常随着妈妈的呼吸节奏在子宫内来回摇动，并在羊水中自由自在地"游泳"，不断地与胎衣亲密接触。在接触的过程中，柔和的胎衣便会轻轻地拍打着胎宝宝的身体，这实际上就是宝宝最早接受抚触与按摩的方式之一。

的确，宝宝早在妈妈的肚子内就已经适应了轻柔的抚触与按摩，故而新生宝宝一出生就可以接受抚触与按摩，只是在这一过程中要掌握好力度与强度罢了。

抚触越早，效果越好

刚出生的宝宝离开了熟悉的生长环境，来到了一个完全陌生的新世界，在生产过程中还得遭受被挤压的痛苦，还得自己学会呼吸，难免会使他感到无比的恐惧。所以，不少专家认为，宝宝一出生，经常抚摩或拥抱他是至关重要的。刚出生的宝宝相对比较敏感，身体或情感上一旦遇到外界的刺激，立马就会做出反应。此时给宝宝施以一定的抚触或按摩，可

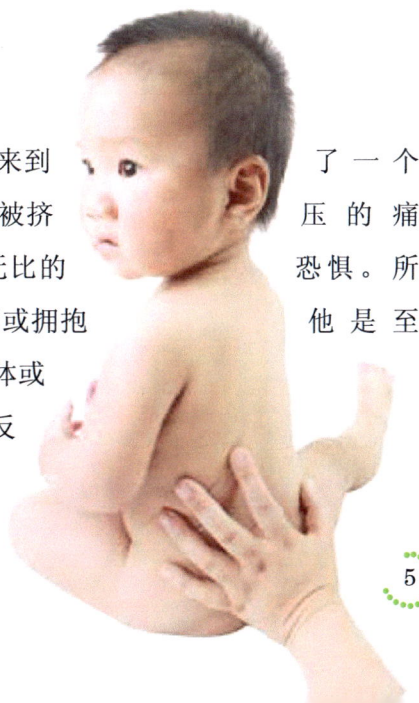

以帮他消除恐惧心理，让他尽快适应新的成长环境。

婴幼儿在0～3岁这一阶段成长发育的速度最快，该期间内每一个动作出现的早晚或多或少都是对其智力发育情况的审视。实验已经证明，在孩子的快速成长期施以适当的抚触与按摩，可以帮助其增加身高与体重，还能大大提升智力发育，改善大脑细胞的新陈代谢等。

出生后2个月开始抚触吧

宝宝出生后2个月，身体各方面功能发生了极大的变化，睡觉的时间也缩短了，玩乐的时间逐渐加长。而且，此时宝宝的好奇心、反应能力、体态等方面也发生了一系列的变化，此时不妨与宝宝一起游戏，反复使用相同的词汇，重复同一套抚触与按摩动作，帮助宝宝健康成长，但此时抚触或按摩的速度不宜太快，也不可用力按压，以免影响宝宝的骨骼发育。

给宝宝抚触，你准备好了吗

给宝宝进行抚触可没那么简单，家长们应当做好充分的准备工作，才能让宝宝在保证不出意外的情况下享受到满满的爱抚，减少身心不安与不适，还能提高疗效，达到抚触的真正目的。

准备一个安静舒适的抚触环境

环境的安静与舒适性直接关系着抚触效果的发挥。首先得选择一个固定的抚触场所，让宝宝熟悉并适应它；然后要保证该场所的安全性，周围要确保没有障碍物或危险物品，还得有足够的活动空间，尤其要注意高度，防止宝宝翻滚下来而受伤。在床上或地板上给宝宝进行抚触都是不错的选择。除此之外，抚触时室内的温度要适宜，光线宜柔和些。室温过高或过低，都会影响抚触手法的操作，还容易使宝宝受到过冷或过热的刺激；抚触时光线以小灯泡的亮度为宜，避免灯光直射宝宝的双眼，也不要在日光灯下进行抚触。当然，抚触时尽量关闭电视机、收音机、电话等，并播放一些柔和的音乐来烘托抚触气氛，让宝宝放松身心。

按摩者自身的准备工作

按摩者首先要保证心情良好，不要流露出半点不耐烦的情绪，以免宝宝对抚触产生排斥抗拒心理。如果宝宝抚触前哭闹不止，最好先安抚好，等其平静后再开始操作。其次，按摩者要注意修剪指甲，过长的指甲不仅容易伤及宝宝娇嫩的皮肤，还容易藏匿细菌而使宝宝受到感染等。修剪指甲后自然还得将双手洗净，保证手部的清洁与干燥，给宝宝带来舒适轻柔的抚触。

物质准备要充分

充分的物质准备可以保证抚触顺利进行，还可提高抚触的质量。所以，抚触前的物质准备也是一个相当重要的环节。

◎棉质毛巾：准备好棉质的毛巾或者浴巾，给宝宝随时包裹或覆盖，以免宝宝受凉。为了保护宝宝娇嫩的肌肤，除了要选择棉质材质，颜色也尽量柔和些。

◎防水垫：抚触前最好将尿布或防水垫铺在浴巾下面，更好地应对宝宝随时可能出现的排便或排尿状况。

◎毛绒玩具：毛绒玩具主要用来安抚宝宝的负面情绪，因为宝宝在抚触过程中随时有可能出现哭闹现象。

◎按摩介质：给宝宝按摩时，通常都会加入一些按摩介质，其中较为多见的当属橄榄油，不仅可以避免摩擦力不均或皮肤过于干燥而伤及宝宝，还能提高抚触疗效。除此之外，还可以使用一些具有辅助治疗功效的按摩介质，如生姜汁、嫩藕汁、荷叶汁、爽身粉、葱白汁、婴儿油等。

1 毛绒玩具

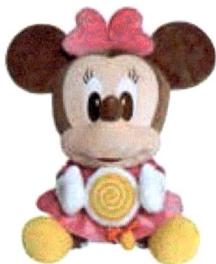

2 隔尿垫

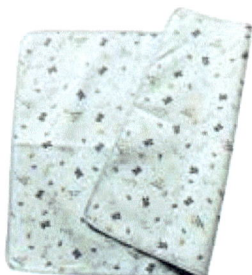

3 橄榄油

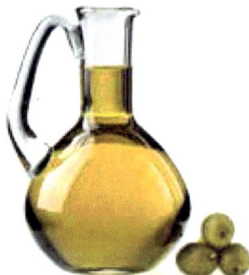

4 爽身粉

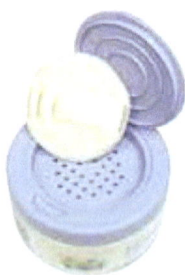

给新生宝宝抚触，四有益

在大多数人眼中，刚出生的宝宝只要吃好睡好就万事大吉了。事实并非那么简单，新生宝宝刚刚脱离母体，面对一个完全陌生的环境，最需要的是爸爸妈妈的爱抚与亲近，此时抚触便脱颖而出了。

抚触，简单点说，就是爸爸妈妈用温热的双手抚摸宝宝的每一寸肌肤，让浓浓的爱意在抚触的瞬间温柔地传递着。很明显，抚触绝非机械式的操作，而是一种发自肺腑的情感交流方式。在这一过程中，温和的刺激不断地透过皮肤的感受传导至中枢神经系统，产生一系列良好的生理效应。抚触的益处很多，最重要的当属以下四点。

减少哭闹、增强睡眠质量

新生宝宝未出世前一直待在宫腔内，温暖的羊水给它温柔的抚触，它也对妈妈的心跳声与肠鸣音情有独钟。离开母体之后，尤其是剖宫产的宝宝，分娩方式极其简单、速度也很快，身体没有受到产道的挤压与按摩，来到这个陌生的环境，对外界的各类刺激自然有点应付不来，这就会表现出惊恐不安、哭闹不止等反应。然而此时若是能给宝宝施以一定的抚触，他必然会感到无比的舒服，慢慢地放松下来，久而久之，宝宝会变得特别安静，很快进入睡眠状态，也不会那么容易惊醒。

保证体温正常

新生宝宝体温调节中枢尚未发育完全，体温稍低的宝宝，尤其是手脚体温较低的宝宝，抚触之后血液循环加快，体表温度会慢慢升高，手脚随之变暖；体温稍高的宝宝，抚触之后全身的毛细血管急速扩张，体表散热加快，体温容易降到正常值。

促进生长发育

抚触有利于新生宝宝的生长发育，几乎无人不晓，但是究竟是如何发挥作用的呢？经过一段时间的抚触，其实就是在给宝宝皮肤施以不断地刺激，从而加快肠胃蠕动，增强肠胃激素的分泌，增加宝宝的食奶量，更促进机体对食物的消化与吸收能力，连全身的肌肉都得到了充分的活动，体重在不断增加的同时肌肉变得越来越健壮。

促进心智发展

宝宝出生后不仅仅需要维生素或者矿物质，还非常需要被抚触、被拥抱、被按摩。妈妈在给宝宝进行抚触时，不仅是在完成一连串的肌肤之亲的动作，也情感交流与爱传递的最好方式。在这一氛围之下，宝宝能够塑造一个良好的性格，还能对促进神经系统功能的发展，帮助孩子身心健康发展，智力也能得到飞跃性的发展，甚至使孩子受益一生。

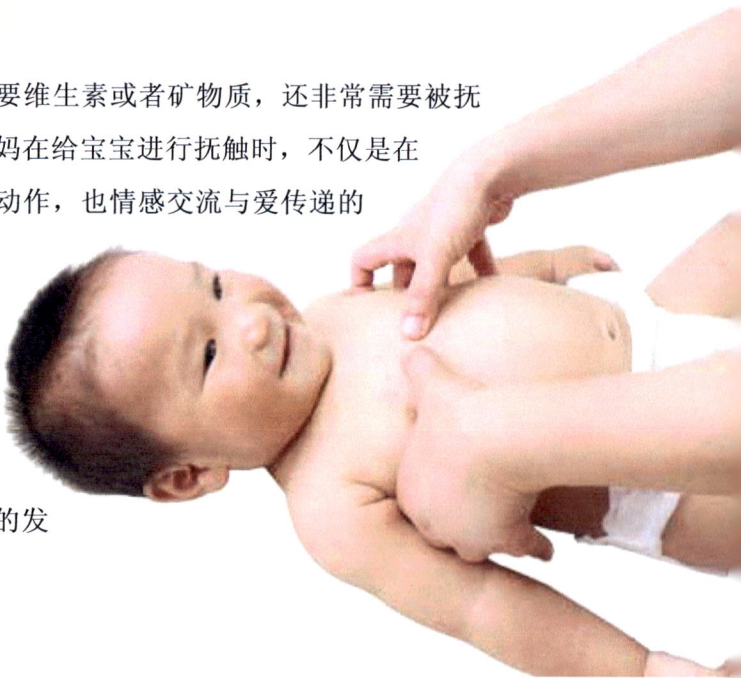

宝宝出生后，妈妈温暖的双手轻柔地抚触，孩子将受用一生。

给新生宝宝抚触，三注意

抬抬胳膊、蹬蹬腿、摸摸小肚、揉揉脸，新生宝宝的抚触就要开始了。虽然给新生宝宝抚触并不需要讲究精准的穴位或经络，但也并非随意而为，必须遵循一定的规则，与宝宝开心、放心地享受抚触的舒坦与快乐。

选择最佳的抚触时间

给新生宝宝抚触的最佳时间应在两次喂奶之间，还得注意观察宝宝的表情与情绪，若是宝宝眼睛发亮且有神，说明他此时情绪相对稳定，没有身体不适，这是最佳的抚触时机。切忌在宝宝过饱、过饿、过于疲劳的时候进行抚触，这样特别容易使宝宝产生诸多不适，还会对抚触产生反感情绪，根本不可能让宝宝享受到亲子间爱的传递。

另外，因为新生宝宝的注意力往往难以长时间集中，故每个抚触动作最好不要重复太多，每次抚触的时间以5分钟最为适宜，此后可逐渐延长抚触的时间。

随时调整抚触力度

给新生宝宝抚触时，手法力度完全可以根据宝宝的感受来合理调整。一般情况下，只要给宝宝抚触结束之后，宝宝的皮肤微微发红，则表示力度正好合适。若是发现宝宝的皮肤不变颜色，则说明力度不够，可加大力度；若是抚触了两三下，宝宝的皮肤就发红了，则说明力度过大，要适当减小力度。另外，在具体抚触时，手法应尽量保持轻快柔和、平稳着实、由浅入深，让新生宝宝逐渐适应。

抚触不必循规蹈矩

给新生宝宝抚触时，并不一定非得从头到脚、从左到右，每个动作也不需要完全做到。因为新生宝宝并不会轻易地任由你摆布。有的宝宝喜欢被摸小肚子，此时不妨按照顺时针方向抚触，促进肠胃消化。但是新生宝宝的脐带还没有脱落时抚触腹部时最好不要碰到它。有些宝宝喜欢被摸头部、动动小手或小脚，不妨按照宝宝的个人喜好来操作，甚至可以自创几个新生宝宝喜欢的动作。

除此之外，宝宝若是患有严重的疾病，比如心脏病、肿瘤、皮肤感染性疾病、皮肤有破损或烫伤等，最好不要进行抚触。甚至一些急病，如流感、痢疾、白喉等，最好也不要轻易给宝宝抚触。还有一点需要强调的，新生宝宝的皮肤极其娇嫩敏感，最好不要轻易地使用按摩油，可用清水或婴儿润肤露来代替，以免给皮肤造成伤害。

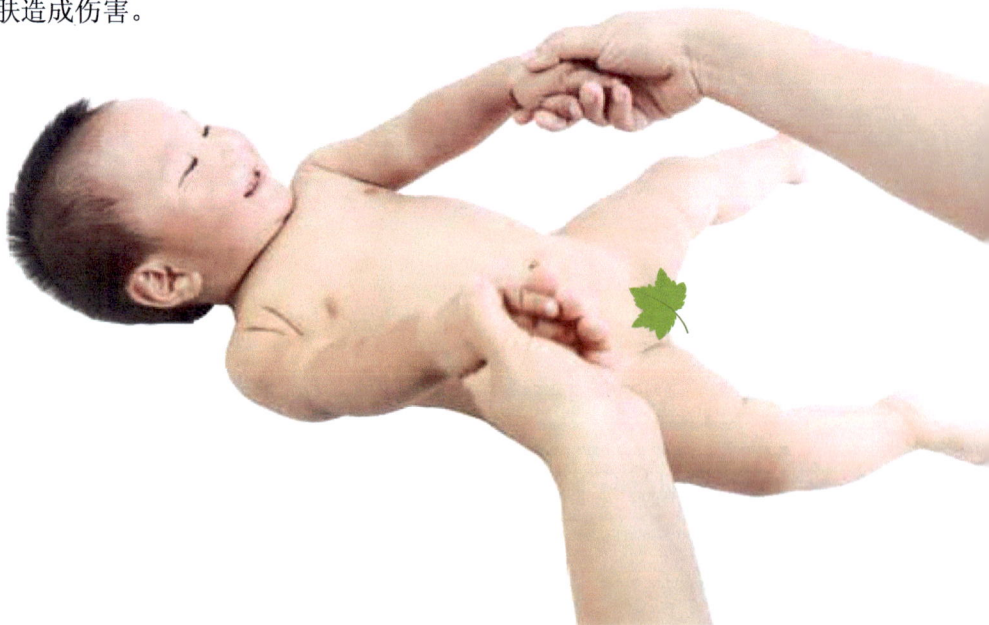

给新生宝宝抚触时，妈妈可以逗乐宝宝，增强抚触效果的同时增进亲子感情。

必先学会的基本按摩与抚触手法

家长若是想要在家给宝宝进行简单的抚触与按摩，那么熟练掌握最基本的抚触与按摩手法是至关重要的。若是操作不当，即便不会给宝宝造成多大伤害，也会直接影响效果。

推法

将拇指或手掌其他部位置于宝宝身上的某一穴位或某一部位上，做单方向直线或弧形移动。

【类型】

① 直推法

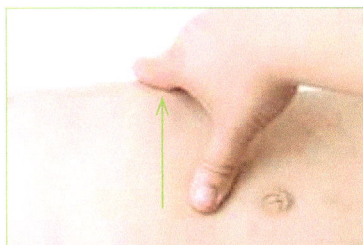

以拇指外侧缘或指面，也可以食（示）指与中指的指腹，也可以用掌根在穴位或某部位上做直线推动。以泻法为主，常用穴（部）位有天门、太阳、膻中、肺俞、七节、五经、三关、六腑等。

② 分推法

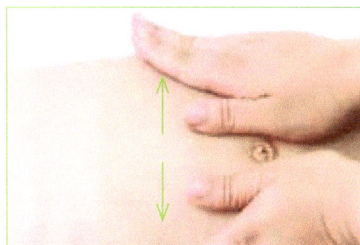

双手拇指指腹置于穴位的中点，分别向两旁推动。常用穴（部）位有坎宫、手部阴阳、肺俞等。

③ 旋推法

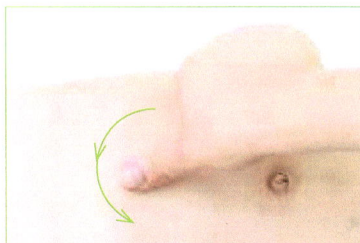

拇指指面置于穴位或某部位上不断旋转。多用于虚证，常用穴（部）位有脾经、肺经、肾经等。

④ 合推法

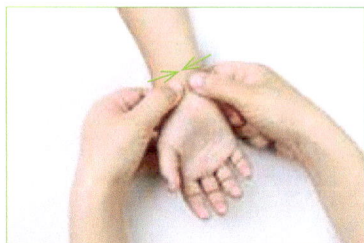

双手拇指指腹从两端向穴位处推动合拢。多用于大横纹等线状穴位。

【要领】

手臂放松，肘关节自然屈曲，频率保证每分钟100次左右即可。直推时，手指关节要自然伸直；旋推时用力要柔和、平稳，拇指螺旋面要紧贴穴位。

【功效】

祛风散寒、疏通经络、调节脏腑、清热止痛、消积导滞、补虚泻实等。

揉法

手指指腹或大鱼际或掌根置于某个穴位或部位上，做顺时针或逆时针方向的旋转揉动。

【类型】

1 指揉法

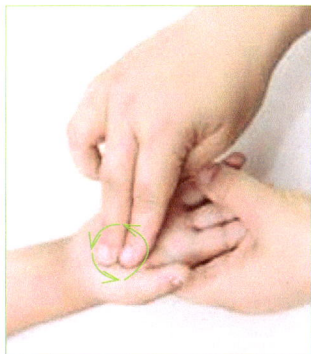

用拇指或食指指端，也可用食指、中指及无名指指端着力，紧紧吸附在穴位上回环揉动。适用于穴位及接触面较小处。

2 掌根揉法

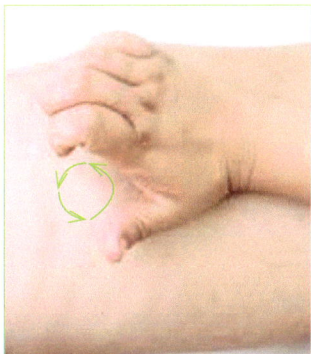

用掌根大、小鱼际着力在穴位上做回环旋转揉动。力度较重，适用于肩背、腰骶等肌肉较厚处。

3 鱼际揉法

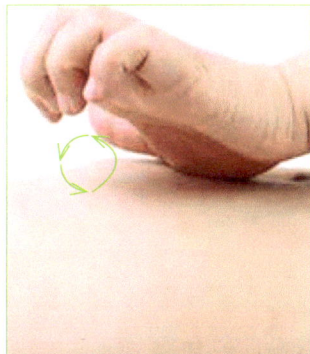

用大鱼际着力在穴位上做回环揉动。适用于头面部或肌肉较薄处。

【要领】

手不要离开接触的皮肤，使该处皮下组织随着揉动逐渐产生微热感。频率以每分钟120~200次最佳。

【功效】

消积导滞、活血散瘀、消肿止痛、祛风散寒、健脾和胃等。

按法

用双手拇指或中指指腹，也可用掌心、掌根着力于穴位处，逐渐用力向下按压，并稍作停留。

【类型】

1 指按法

2 掌按法

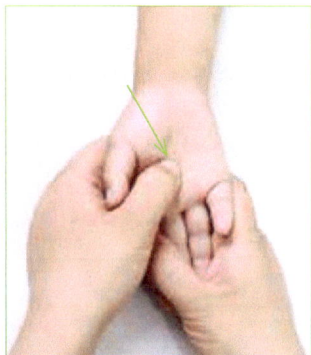

用拇指或中指指腹按压。适用于全身各部及穴位。

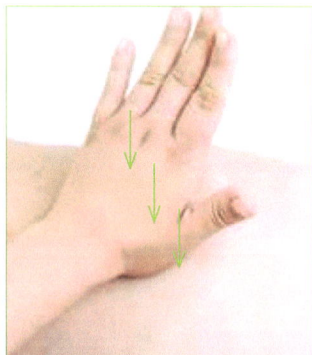

用手掌按压。适用于面积较大处。

【要领】

指按时，拇指或中指要伸直，指端着力。掌按时，腕关节微微弯曲，着力于手掌。

【功效】

放松肌肉、开通闭塞、活血止痛、镇静安神等。

运法

【要领】

指腹紧贴在操作部位上，宜缓不宜急，宜轻不宜重，做摩擦运动时不要带动皮下组织。

【功效】

舒筋通络、理气活血、清热除烦、和中健脾等。

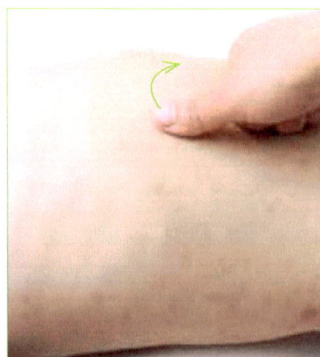

用拇指或食指、中指、无名指着力于穴位或某部位上，由此及彼地做环形或弧形运转。

掐法

【要领】

掐时要逐渐用力，直至引起强烈反应后停止，最长时间不宜超过1分钟，以不掐破皮肤为宜。多用于急救。

【功效】

开窍、镇惊、息风等。

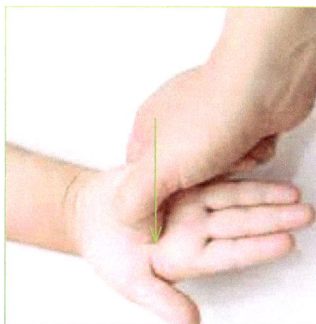

用拇指垂直用力或用指甲刺激某个部位或穴位。掐后用拇指揉法，可缓解不适，又名掐揉法。

拿法

【要领】

动作要求缓和且连贯，用力由轻渐重，不可突然发力，以免给宝宝造成不适。

【功效】

强心醒神、发汗解表、定惊止痛等。

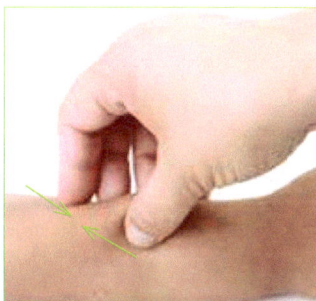

用拇指与食指、中指两指指端，也可用拇指指端与其余四指相对用力，提拿一定部位与穴位，进行一紧一松的拿捏。

搓法

【要领】

双掌相对用力，前后交替摩动。动作要协调、柔和，速度要快，并由上而下缓慢移动。

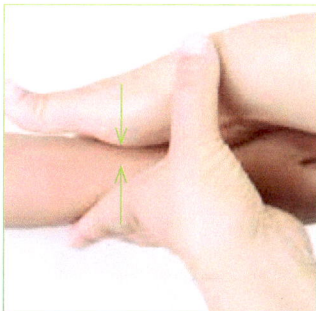

双手掌心相对用力，夹住一定部位，并双手交替或同时用力快速地搓动。

【功效】

舒经活络、行气活血、放松肌肉等。

捏法

拇指与其余四指相对用力，提捏穴位或某一部位。

【类型】

1 多指捏法

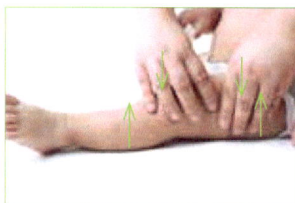

用拇指桡侧缘顶住皮肤，其余四指前按，五指同时用力提拿皮肤，双手交替捻动。

2 两指捏法

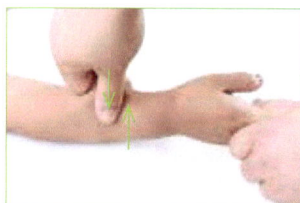

食指中节桡侧顶住皮肤，拇指前按，两指同时用力提拿皮肤，双手交替向前捻动。

【要领】

捏拿皮肤不宜太少，也不可过多。力度要适中。捏拿时不可拧转皮肤，应先捏皮肤，再提拿、捻动及前推。

【功效】

健脾和胃、调理阴阳、舒筋活络、镇静安神、行气活血等。

摩法

在小儿抚触与按摩中，摩法较为常见。其中顺摩为补，逆摩为泻；掌摩为补，指摩为泻；缓摩为补，急摩为泻。

【类型】

1 指摩法

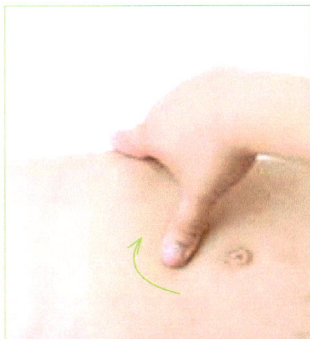

以手指指腹着力进行按摩。适用于小儿头面部。

2 掌摩法

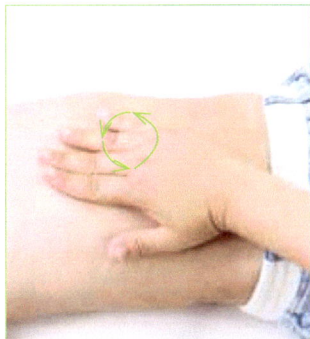

以掌心在穴位或一定部位上做回旋抚摩。

【要领】

肘关节微微弯曲，腕部要放松，指掌自然伸直。摩动时，动作要轻缓，频率以每分钟120次左右为宜，掌摩用力稍重些，指摩时速度稍快些。

【功效】

理气活血、健脾温中、消积导滞等。

擦法

用手掌掌根、大鱼际或小鱼际着力于一定部位上，做直线来回摩擦运动。

【类型】

1 掌擦法

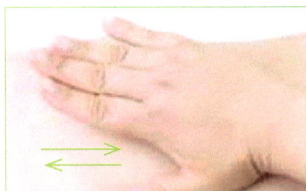

以手掌掌面着力摩擦。

2 大鱼际擦法

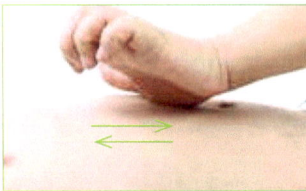

以大鱼际着力摩擦。

3 小鱼际擦法

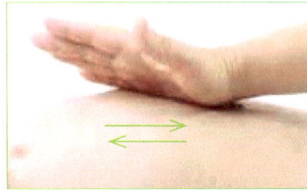

以小鱼际着力摩擦。

【要领】

用力要稳，动作均匀连续，不可歪斜，着力部位要紧贴皮肤，不可用力压。

【功效】

温经通络、行气活血、健脾和胃、消肿止痛等。

一找就准的小儿按摩常用特效穴位

小儿身上总共有89个特效穴位，其中较为常见的有以下十几个。这些穴位对外界刺激相对较为敏感，准确定位这些穴位并施以正确的按摩手法，就能很好地发挥治病防病等作用。

1 攒竹（天门）
——宝贝不打蔫儿

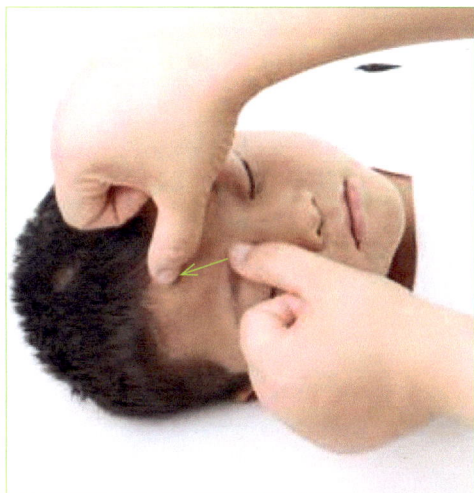

准确定位： 前额，印堂与前发际正中的一条直线上。

快速取穴： 两眉头连线中点到前发际连成一条直线，也就是在额头的正中线上。

特效按摩： 双手拇指自下而上交替推按天门，名为开天门。双手拇指自下而上交替推按至囟门，名为大开天门。

主要功能： 醒脑祛风、镇静安神等。

主治病症： 外感发热、头痛、感冒、精神萎靡、惊厥不安、惊风、呕吐等。

2 坎宫
——双眼明亮起来

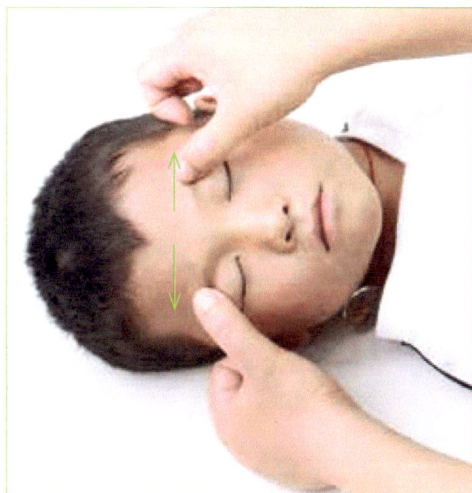

准确定位： 两眉上，从眉头到眉梢连成一条直线。

快速取穴： 自眉心开始沿着眉毛向眉梢成一条线。

特效按摩： 双手拇指螺纹面从眉头向眉梢分推坎宫，名为推坎宫或分阴阳。

主要功能： 疏风解表、醒神明目等。

主治病症： 外感发热、头痛、目赤肿痛、惊风、近视、斜视等。

3 太阳
——感冒不再来

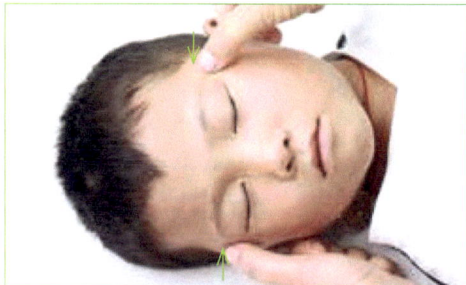

准确定位：头部，眉梢与外眦连线中点向后1寸的凹陷处。

快速取穴：眉梢后凹陷处，左右各一穴。

特效按摩：双手拇指从前向后直推太阳，名为推太阳。中指指端揉太阳，名为揉太阳或运太阳。

主要功能：醒神开窍、安神止痛、明目祛风等。

主治病症：发热、头痛、头晕、惊风、近视、斜视等。

4 天柱骨
——宝宝呕吐不再愁

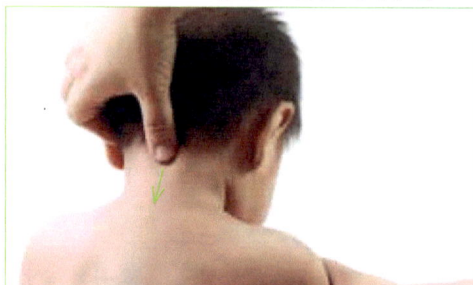

确定位：颈后部，与第2颈椎棘突上际齐平，在斜方肌外缘凹陷处。

快速取穴：颈后正中线，从后发际边缘至大椎成一条直线。

特效按摩：拇指或食指、中指自上而下直推天柱骨，名为推天柱。也可用汤匙一边蘸水一边自上而下刮天柱骨。

主要功能：祛风散寒、降逆止呕、利咽润喉、镇静安神等。

主治病症：呕吐不止、颈项强痛、发热、惊风、咽喉痛等。

5 天河水
——清热泻火真是快

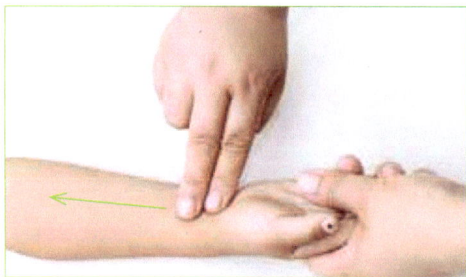

准确定位：前臂正中，总筋至曲泽成一直线。

快速取穴：前臂内侧正中线，从手腕向肘成一直线。

特效按摩：食指、中指指腹从手腕向肘部推天河水，名为清天河水。食指、中指蘸水从总筋处，一起一落弹打至曲泽处，名为打马过天河。

主要功能：清热解表、除烦去躁、散热滋阴等。

主治病症：外感发热、潮热、内热、烦躁不安、口渴、惊风等。

6 脐
——揉开腹中之气

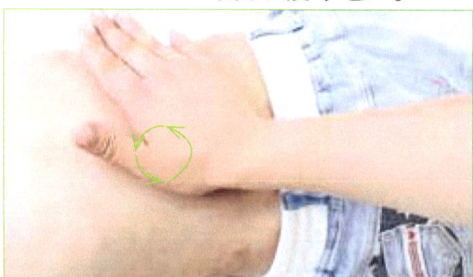

准确定位：肚脐。

快速取穴：肚脐。

特效按摩：用中指指端或掌根揉肚脐，或用拇指与食指、中指抓住肚脐抖揉，名为揉脐。用指或掌摩肚脐，名为摩脐。

主要功能：温阳散寒、补血益气、健脾开胃、消食导滞等。

主治病症：腹胀、腹痛、腹泻、食积、疳积、便秘、肠鸣、呕吐等。

7 丹田
——夜间不再"画地围"

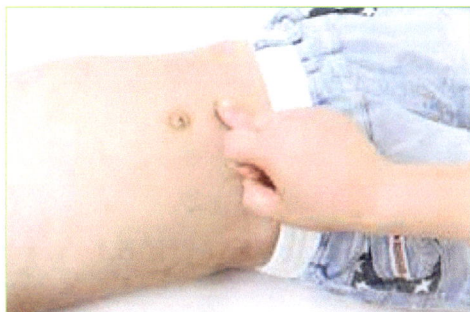

准确定位：位于腹部，肚脐下2~3寸。
快速取穴：肚脐下小腹部。
特效按摩：中指指端或掌根按揉丹田，名为揉丹田。食指、中指与无名指末节螺纹面或手掌推摩丹田，名为摩丹田。
主要功能：养肾固本、温补下元、分清泌浊等。
主治病症：腹泻、腹痛、遗尿、疝气等。

8 定喘
——呼吸从此很顺畅

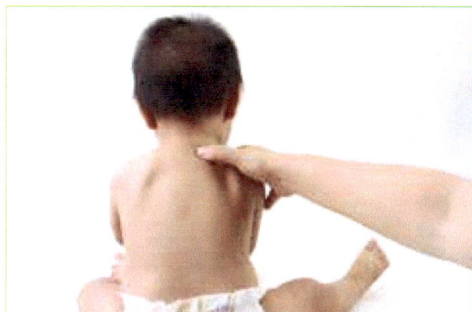

准确定位：颈部，平肩骨突处旁开0.5寸，左右各一穴。
快速取穴：颈背交界，椎骨高突处，椎体下旁开0.5寸
特效按摩：食指、中指指端按揉定喘，名为揉定喘。
主要功能：补肺理气、定喘止咳等。
主治病症：哮喘、咳嗽、气喘等。

9 七节骨
——痢疾恢复快

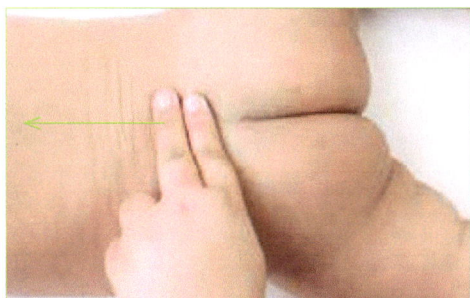

准确定位：腰骶正中处，第4腰椎至尾骨端成一条直线。
快速取穴：第4腰椎至尾椎上端成一直线。
特效按摩：拇指桡侧面或食指、中指指面自下而上直推七节骨，名为推上七节骨。用拇指绕侧面或食指、中指指面自上而下直推七节骨，名为推下七节骨。
主要功能：温阳止泻、祛热通便等。
主治病症：腹泻、痢疾不止、便秘、脱肛等。

10 端正
——快速止住鼻出血

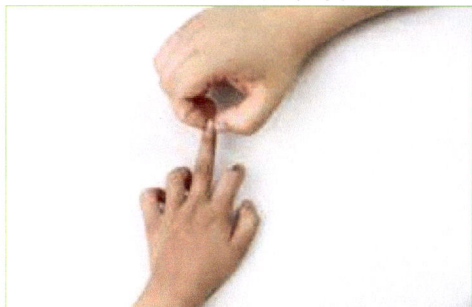

准确定位：双手中指指甲根两侧白肉际处，桡侧名为左端正，尺侧名为右端正。
快速取穴：双手中指指甲根两侧的赤白肉际处。
特效按摩：用拇指指甲掐端正，名为掐端正。用拇指螺纹面按揉端正，名为揉端正。
主要功能：左端正可降逆止呕，右端正可升阳举陷。
主治病症：鼻出血、惊风、呕吐、腹泻、痢疾等。

11 脾经
——宝宝吃饭香

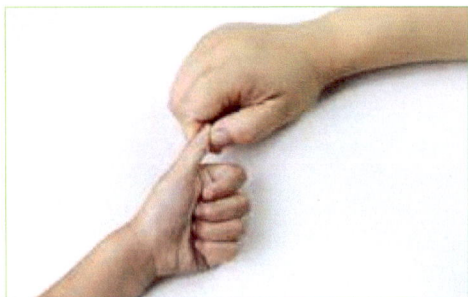

准确定位：双手拇指末节螺纹面。
快速取穴：双手拇指指腹。
特效按摩：用拇指螺纹面旋推脾经，名为补脾经。由指端向指根方向直推脾经，名为清脾经。
主要功能：补脾经可健脾和胃、补血益气等。清脾经可清热利湿、止咳化痰等。
主治病症：腹泻、便秘、食欲不振、痢疾、黄疸等。

12 肝经
——宝宝不烦躁

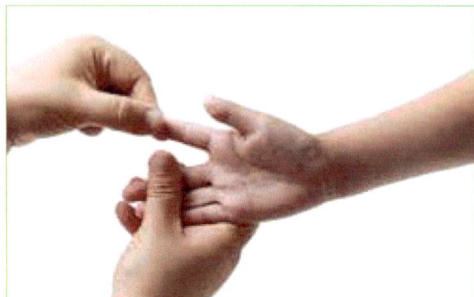

准确定位：双手食指末节螺纹面。
快速取穴：双手食指指腹。
特效按摩：拇指螺纹面旋推肝经，名为补肝经。由指端向指根方向直推肝经，名为清肝经。
主要功能：平肝祛火、镇惊熄风、解郁除燥等。
主治病症：烦躁不安、惊风、目赤、五心烦热、口苦、咽干等。

认清补与泻，按摩出奇效

　　不少人也许会质疑甚至歧视中医，更无法理解抚触或按摩能够帮孩子驱除病痛、健康成长。你可别小看这简单的"摸一摸"或"按一按"，其实这是在给孩子调理好体内紊乱的五脏。关于五脏，实则是整个中医体系的一大基础。五脏的具体功能与作用，在心智未全、身体发育尚不完善的孩子身上体现得尤为明显。

　　我们都知道，金、木、水、火、土为五行，万物以土为母。将五行套用在五脏的关系上，先有脾土而后生肺金，肺金生肾水，肾水生肝木，肝木生心火，心火生脾土。也就是说，心为母，脾为子；肝为母，心为子；肾为母，肝为子；肺为母，肾为子，这就是所谓的五脏相生的顺序。

有生必有克，没有克的话，各个脏腑就没了约束，如同没有政府的社会，整个机体就会乱了套。从五行相克的角度看，肝木克脾土，脾土克肾水，肾水克心火，心火克肺金，肺金克肝木。克的属于强者，被克的属于弱者，这就是所谓的五行相克顺序。

明白了五脏相生相克的原理，我们才能在给宝宝抚触或按摩过程中更好地运用补与泻的方法。在给宝宝进行抚触或按摩时只需牢记一点：实证泻其子，虚证补其母。掌握了这个总的原则，具体实施起来就简单明了。

◎ 从经络运行方向上看，顺着经络操作为补，逆着经络操作为泻。

◎ 从手法刺激强度来说，轻按为补，重按为泻。

◎ 从气血运行来说，向心方向为补，逆心方向为泻。

◎ 从手法旋转方向来说，顺时针为补，逆时针为泻。

◎ 从手法频率来看，频率慢者为补，快者则为泻。

宝宝特别容易患上"百日咳"，它主要是通过唾沫传播的，传染起来较快。然而给这类宝宝抚触拇指即可止咳。具体操作时，可沿着拇指面按照顺时针方向旋转推动300次。这是因为，百日咳多半是肺虚引起的，此时应该直接去补肺的母亲，也就是补脾土。除此之外，肺虚了还应该补肾水，也就是在宝宝小指面按照顺时针方向旋转推动300次；再清肝木200次，也就是将宝宝食指伸直，由指端向指根方向推动。最后，为了让宝宝的肺不再那么容易受伤，还可适当揉揉外劳宫穴，推推三关，补气血的同时驱寒。整套抚触按摩做完后，效果可谓是立竿见影的，咳嗽症状明显好转。

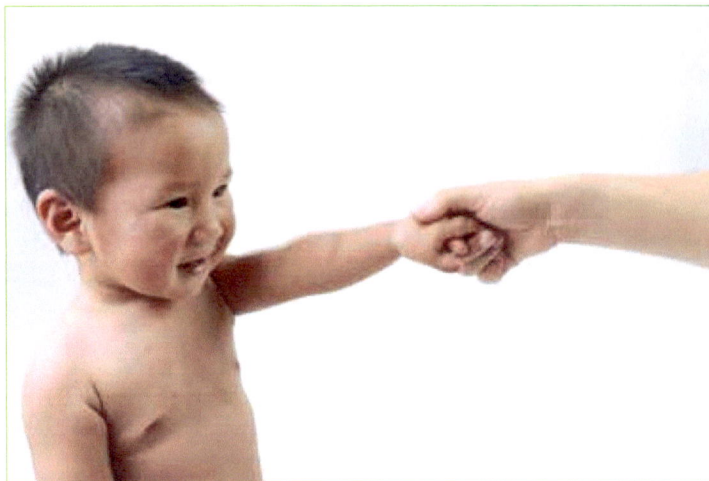

宝宝的五个手指对应着五脏，合理地抚触或按摩，可保证健康哦。

总之，五脏对应着五行，五行有相生相克的关系，合理地运用补泻手法给宝宝进行科学的抚触与按摩，就能产生意想不到的效果，顽固病魔也会俯首称臣、落荒而逃。

第二章

部位篇：
让宝宝全身心享受爱的触摸

　　对宝宝的头面部、胸部、腹部、背部、手臂、手部、腿部、脚部等部位进行有技巧的按摩与抚触，通过妈妈双手对宝宝的皮肤和部位进行有次序、有手法技巧的抚摩与抚触，让大量温和的良好刺激通过皮肤感受器传到中枢神经系统，并产生生理效应，促进婴儿的健康发展、促进婴儿体重的增长及免疫能力提高。但不同部分按摩与抚触的方法是不一样的，如果妈妈不懂按摩与抚触的方法，可以找专业人士指导，按照一定的步骤给宝宝按摩和抚触。也可以根据本章提供的方法进行操作。

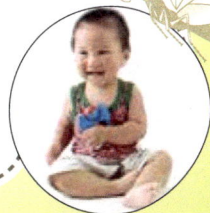

脸部，肌肉舒缓不紧绷

宝宝脸部的肌肤娇嫩细滑，人见人爱，却很脆弱，还布满了毛细血管，稍不留神，皮肤就会受损，变得粗糙、紧绷，甚至发生感染等。另外，宝宝还因长时间的吸吮动作、啼哭甚至长牙等，脸部肌肉往往会有些紧绷，此时若能给予合适的抚触或按摩，肌肉得到舒缓的同时整个脸部肌肤会保养得更好。

经络及穴位按摩

1 按揉承浆穴

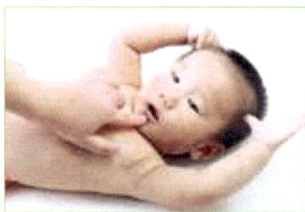

用食指指腹轻轻按揉宝宝颏唇沟的承浆穴。

2 按压颊车穴

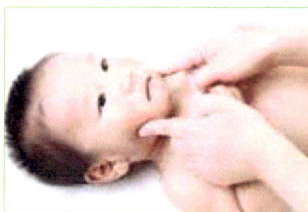

用食指指腹轻轻按压宝宝面部的颊车穴。

3 按揉太阳穴

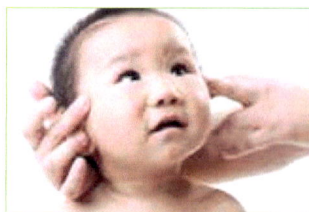

双手扶着宝宝的小脸蛋，两手的中指指腹轻轻按揉宝宝面部两侧的太阳穴。

贴心叮咛

◎ 抚触或按摩时，每个动作最好都能重复3~5次，以增强效果。

◎ 对腮部及其周围进行按摩或抚触时，时间不宜过长，以免加重宝宝流口水。

◎ 妈妈一边抚触时，嘴里还可以唱着小歌谣："小脸蛋，真可爱，妈妈摸摸更好看。"

◎ 妈妈边抚触或按摩边轻声细语地跟宝宝说话："这是你的小鼻子，这是嘴巴，这是你的眉毛……"

爱心抚触

① 抚触两腮

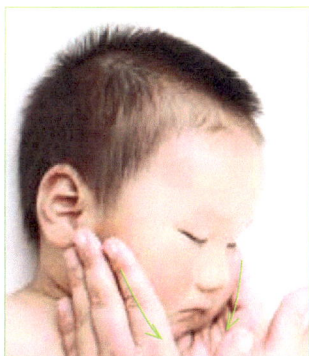

双手分别置于宝宝的两腮部，手指沿着两腮一直抚摩至宝宝的下巴处。

② 抚摸前额

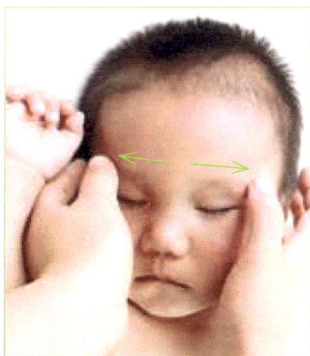

将两手拇指分别横着置于宝宝的两眉毛处，由眉弓向两侧移动，至太阳穴即可。

③ 捋上脸颊

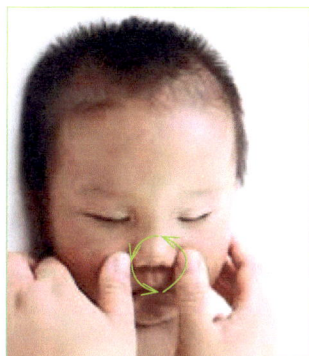

两手拇指分别放在宝宝鼻梁两侧，向下、向外轻轻按揉，并用两手拇指分别将上脸颊捋至两侧。

④ 滑下腭

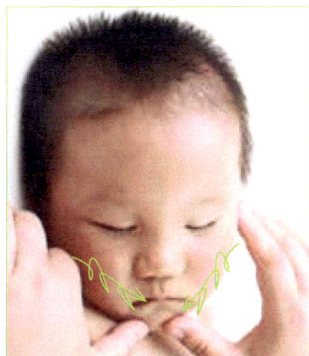

两手拇指分别置于下唇部下方，轻轻按压，然后向外划小圈地滑动至脸颊两侧。

⑤ 滑上腭

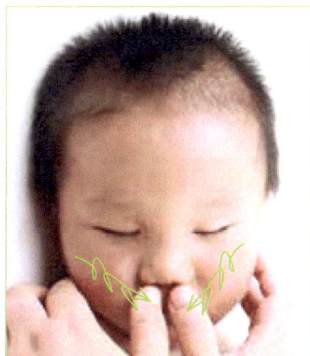

两手拇指分别置于颧骨，轻轻按揉，向下滑动至上唇部的中央处。

⑥ 滑下脸颊

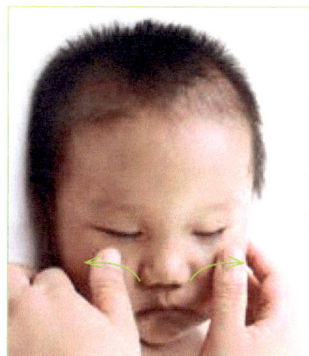

两手拇指分别置于宝宝的鼻梁两侧，沿着颧骨按揉，向外轻轻滑动至两侧。

头部，放松神经增毛发

对宝宝而言，头部约占身长的四分之一，相对来说还是比较大的。出生时一般头围在33~34厘米之间，前囟斜径为2~2.5厘米。由于宝宝的头皮较薄，一般可看见骨缝。经常给宝宝进行头部抚触或按摩，可增强脑部的血液循环，增加大脑的供氧量，更能进一步调节宝宝的大脑皮质，从而增强宝宝的记忆力、改善宝宝的焦虑情绪，帮助放松大脑神经，促进大脑发育，并能发挥乌发、生发的功效。

经络及穴位按摩

1 按压百会穴

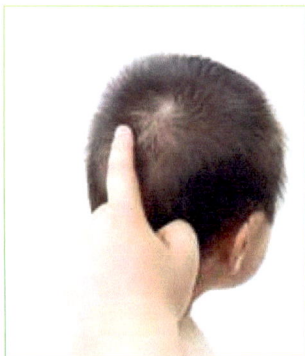

双手指尖相对，手心朝下置于宝宝的前额，食指与发际齐平，双手缓缓地向后移动，至头顶时，一手食指轻轻按压百会穴。

2 用手梳头

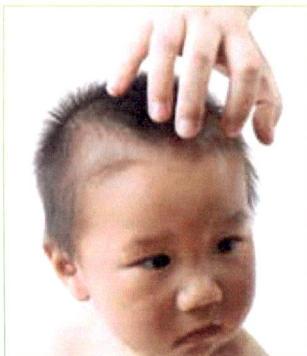

妈妈用一只手托住孩子的头颈，一只手拇指或者双手中指，按压神庭穴半分钟，然后轻轻揉动此穴1分钟。

3 抚摸头顶

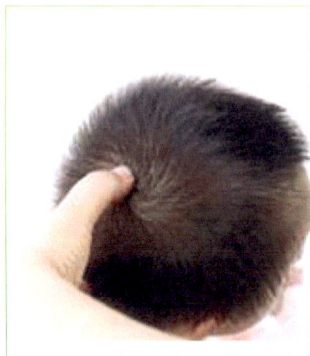

四神聪穴位于头顶部，在百会前后左右各旁开1寸处，共4穴。用手指逐一按揉，先按左右神聪穴，再按前后神聪穴，每次1~3分钟。

爱心抚触

① 用手梳头

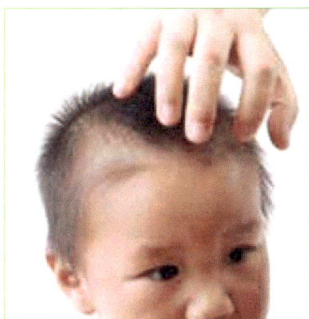

妈妈五指并拢，从宝宝的前发际线向后发际线抚触。接着妈妈五指分开呈梳子状从头顶向下梳动。

② 抚摸头顶

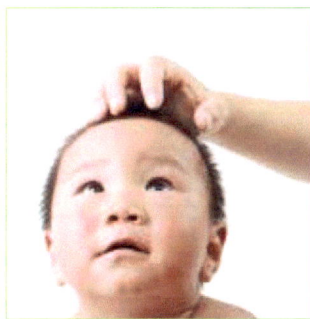

让宝宝侧躺，妈妈用手掌轻轻"包住"宝宝的头顶，用指端抚摩宝宝的头顶，然后将手指拿开，再继续抚摩。如此反复数次，重复整个抚摩过程。

③ 转圈绕顶

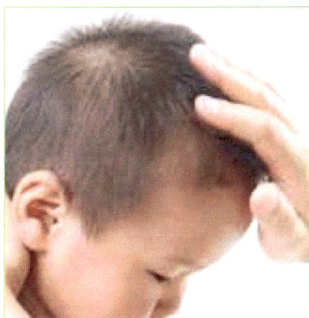

左手托住宝宝的后脑，右手从左额头开始绕宝宝头顶一圈抚触，直到耳后，再换右手托住后脑，左手做同样的抚触，每侧要做够4个8拍。

④ 环摩头顶

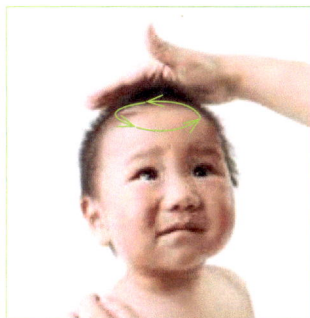

让宝宝仰卧，妈妈一手扶住宝宝的肩部，另一手掌心放在宝宝的头顶部，做轻缓的环形摩动，注意保护囟门。

贴心叮咛

◎注意抚触时手不要太靠前挡住宝宝的视线，防止宝宝恐惧。

◎在头部按摩的整个过程中，双手捧起宝宝头部时，要注意脊柱和颈部的安全。如果宝宝太小，头部必须得到全方位的支撑。同时要避开宝宝的囟门部位，或者经过囟门时，放轻力度，可轻轻拂过。

◎在头部按摩的整个过程中要面带微笑，看着宝宝的眼睛，让宝宝一直感受到您的关注与爱护。

◎在给宝宝做按摩的时候，放一些柔和的轻音乐，同时告诉宝宝："我会一直在你身边，你很安全"，这样能使宝宝情绪放松，心情愉悦。

爸爸妈妈帮帮忙：BABY 健康日常养护须知

◎**注意塑造宝宝头型**。对于新生宝宝，要注意头型的塑造，不要让宝宝老是偏向一个方向睡觉，孩子睡觉时，经常改变一下方向，如果孩子睡觉姿势比较老实的话，可以给孩子一个定型枕头。

◎**勤给宝宝洗头**。以免头皮上的油脂、汗液以及污染物刺激头皮，引起头皮发痒、起疱，甚至发生感染。给宝宝洗头时应选用纯正、温和、无刺激的婴儿洗发液，最好容易起泡沫。

◎**经常给孩子梳头**。能够刺激头皮，促进局部的血液循环，有助于头发的生长。但是要选用既有弹性又很柔软的橡胶梳子，不要使用过于硬的梳子，以免损伤宝宝稚嫩的头皮。梳头时要顺着宝宝头发自然生长的方向梳理。

◎**让宝宝多晒太阳**。紫外线的照射既能杀菌，又能促进头皮的血液循环，有利于头发的生长。但要注意不可让宝宝的头部暴露在较强的阳光下，阳光强烈的时候外出，一定要给宝宝的头上戴一顶遮阳帽，避免头皮晒伤。

耳朵

宝宝的语言发育其实是与宝宝的听力发育密不可分的，如果宝宝的听力有问题，很容易导致宝宝出现语言障碍。其实，人的耳朵不仅仅是用来听声音的，耳朵上还有布满了穴位经络，这些穴位和经络与人的五脏六腑都有着密切的关系。给宝宝的耳朵做按摩，不仅可以让宝宝拥有超好的听力，还可以让宝宝拥有一副健康的身体。

经络及穴位按摩

1 下拉耳垂

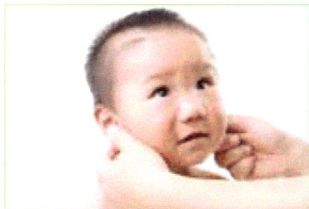

耳垂上的穴位有眼、舌、头、牙等。按摩的时候可以先轻轻地按揉耳垂，将耳垂搓热，之后再向下拉耳垂。每次下拉15～20次。

2 提拉耳尖

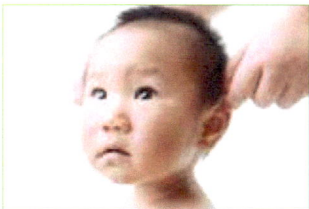

耳尖上的穴位有肝阳穴、风溪穴等。按摩的时候用双手的拇指和食指捏住宝宝的耳尖，先揉捏一会耳尖，之后再慢慢地向上提拉，直到宝宝的耳尖充血发热后停止。每次提拉15～20次。

3 按压耳窝

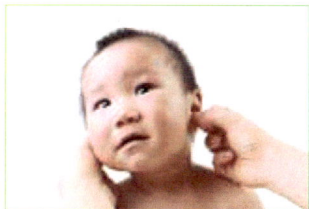

耳窝处的穴位有三焦、心、气管、肺等。先用手按压在宝宝的外耳道的开口边的凹陷处，按压15～20次。感觉到按压的部位开始发热之后，再继续按压耳朵上边的凹陷处。反复摩擦按压15～20次。

爱心抚触

1 按揉耳根

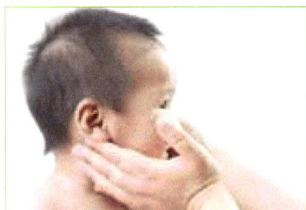

用双手的食指按在宝宝的两耳的耳根处进行按揉，前后交替。每次按摩15次。

2 摇拉双耳

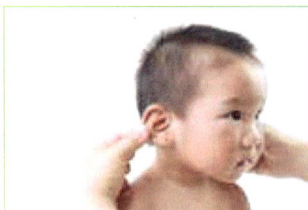

用双手的拇指以及食指，抓住宝宝的双耳，轻轻地摇拉宝宝的双耳耳郭。每次摇拉15次。

3 弹击双耳

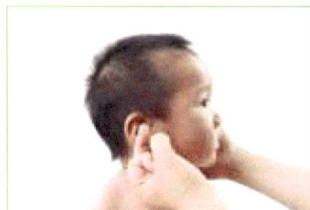

用中指轻轻弹击宝宝的双耳。每次弹击15次。

4 按捏耳轮

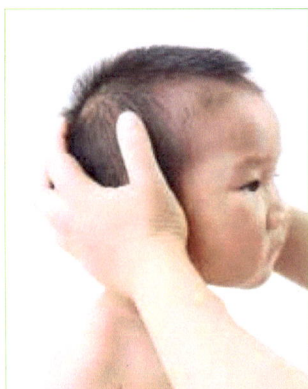

用双手按捏宝宝的耳轮，切记用力不要太大。每次按捏15次。

5 鸣天鼓

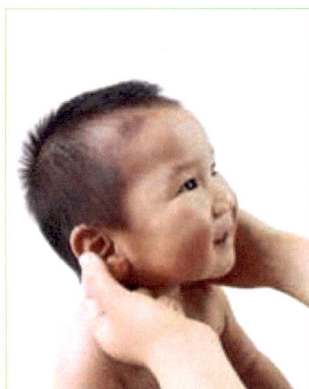

让宝宝保持坐姿，用双手的手心紧贴在宝宝的两个耳孔上，双手的五指紧贴在宝宝的后脑处。用食指、中指以及无名指一起叩宝宝的后脑部24次，之后再让双手迅速离开宝宝的耳孔。此动作反复做10次。

贴心叮咛

◎抚触和按摩耳朵的时候，动作尽量要轻柔。

◎在按摩的过程中可以轻声和宝宝说话，哼唱或播放一些节奏比较舒缓的音乐给宝宝听。

◎由于耳朵部位的皮肤比较稚嫩，所以按摩的过程中如果宝宝耳朵上的皮肤微红发热，就可以停止按摩了。

爸爸妈妈帮帮忙：BABY 健康日常养护须知

◎ **多给宝宝听声音**：宝宝对外界一切事物都充满好奇，所以让宝宝尽量多听一些声音，例如物体掉落的声音、开关门声、脚步声等。

◎ **多让宝宝听妈妈心跳声**：宝宝还小的时候，妈妈可以采取左手抱宝宝的姿势，让宝宝的耳朵可以尽量贴着妈妈的心脏位置，这样宝宝可以更加清晰的听见妈妈的心跳声。

◎ **多和宝宝说话**：小宝宝虽然听不懂家长在说什么，但是宝宝可以听过声音来判断和自己说话的人是谁。家长平时尽量和宝宝多说话，这样宝宝可以通过声音来辨别是家人还是陌生人。

◎ **为宝宝准备发声玩具**：发声玩具可以发出不同的音调，可以刺激宝宝的听力细胞，促进宝宝的听力发育。建议家长可以为宝宝准备一些发生玩具，例如八音盒、拨浪鼓、铃铛等。

◎ **注意**：家长在给宝宝选择发声玩具的时候，切记不要选择声音过大的玩家。另外，发声玩具不宜摆放在离宝宝很近的位置，避免强烈的声音刺激或震坏宝宝的鼓膜。

胸部

宝宝的胸部就好像是一个小笼子一样，这个笼子是由胸骨、胸椎、肋骨以及肋软骨一起组成的，宝宝的心肺等一些重要脏器都藏在这个小笼子里。如果家长可以给宝宝做适当的胸部按摩，可以帮助宝宝促进胸部骨骼发育，还可以对宝宝的内脏起到很不错的保护作用，并且可以增强宝宝的心肺功能。

经络及穴位按摩

1 按揉天突

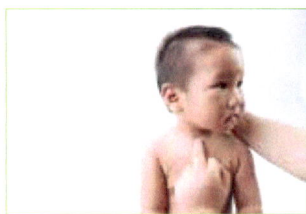

用中指按住宝宝的天突穴，轻轻地按揉。每次按揉10～15次。

2 分推膻中

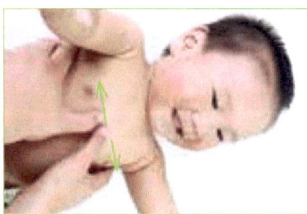

让宝宝仰卧，先用中指的指端，轻轻地揉宝宝的膻中穴，再用两只手的拇指从膻中穴的中央开始向两边分推至乳头。每次分推50～100次。

3 按摩中脘

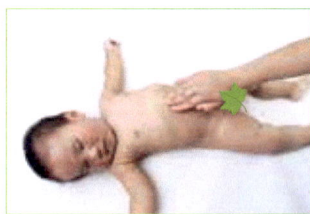

让宝宝仰卧，将食指、中指以及无名指三指并拢，用三指的指端或掌根揉宝宝的中脘，再用掌心或四指从中脘穴上直接推至宝宝的喉部，再从喉部下推回至中脘穴。每次揉100～300次，按摩5分钟，推100～300次。

爱心抚触

① 胸部画圈

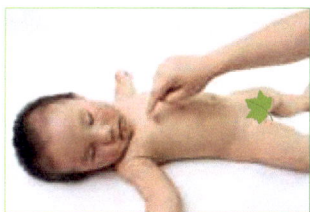

让宝宝仰卧，用手指的指尖，轻轻地在宝宝的胸部画圈，切记不要碰触到宝宝的乳头。

② 滑肋骨

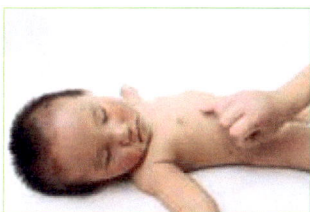

让宝宝仰卧，用小指的指尖轻轻地沿着宝宝的每一根肋骨滑动，再沿着宝宝两条肋骨指尖的部位慢慢地滑动回来。

③ 扩胸

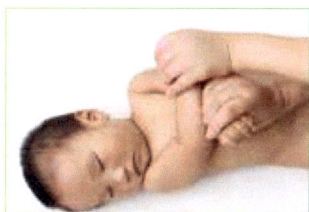

双手将宝宝的双手握住，让宝宝的双手向身体两侧水平伸展，然后让宝宝的双臂交叉抱紧，右臂在上，左臂在下。之后，再让宝宝的双臂向身体两侧平行伸展，交叉抱臂，左臂在上，右臂在下。反复这个动作4次。

贴心叮咛

◎ 给宝宝做胸部按摩的时候，一定要注意力度不宜过轻，避免让宝宝产生瘙痒感，但是也不能太重，以免对宝宝造成身体上的伤害。

◎ 按摩之前最好可以在手上涂抹一些婴儿乳液或婴儿油，可以减少按摩中手掌与宝宝身体产生的摩擦力。

◎ 按摩时，要注意按摩的速度，切记不要速度过快，刚开始按摩时速度一定要缓慢，注意宝宝的感受。

◎ 按摩时要与宝宝保持20～30厘米的距离，并且与宝宝对视，要面带笑容并且与宝宝进行交流。

◎ 如果家长的手比较凉，要先将手搓热之后再给宝宝做按摩，这样可以减少宝宝的不适感。

◎ 可以给宝宝唱儿歌：一二三，宝宝长；三二一，宝宝壮。

手臂

给宝宝做手臂按摩，有助于宝宝身体伸展，可以让宝宝的手臂舞动地更加自如。在给宝宝手臂做按摩的同时，也可以增进家长与宝宝之间的亲密度。如果是早产儿体重较轻，通过每天做手臂按摩，还可以达到增加宝宝体重的效果。宝宝的手臂上有很多穴位，如果是宝宝身体不舒服，同样可以通过按摩穴位达到治病效果。

经络及穴位按摩

1 按揉曲池

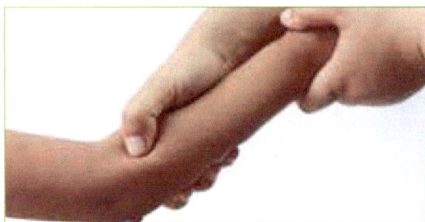

让宝宝的手肘弯曲，左手抓住宝宝的手掌，右手托着宝宝的手肘，用拇指的指端按住宝宝的曲池穴，再轻轻地按揉这个穴位。每次按揉20～30次。

2 推三关

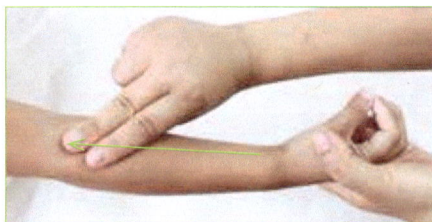

让宝宝的手臂伸直，用左手托住宝宝手臂，右手的食指与中指并拢，从宝宝的手腕处向手肘处慢慢推。每次推100～300次。

3 推六腑

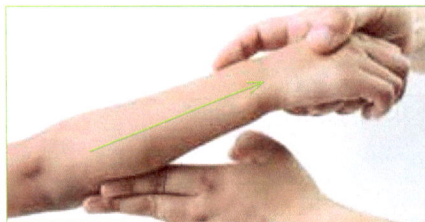

让宝宝的手臂微微弯曲，左手抓住宝宝的手臂，将右手的食指与中指并拢，从宝宝的手肘处开始，缓缓地向宝宝的手腕处推。每次推100～200次。

4 清天河水

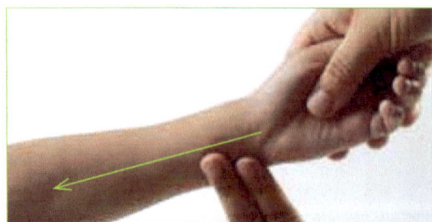

用左手抓住宝宝的手掌，让宝宝的手掌向上，将右手的食指与中指并拢，从宝宝的手腕处慢慢地向宝宝的手肘处推。每次推100～200次。

爱心抚触

1 轻摩手臂

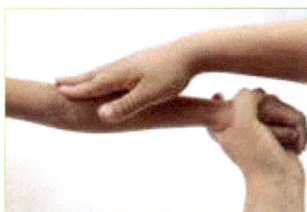

抚摸宝宝手臂的时候，要注意双手的手掌要尽量紧贴宝宝的皮肤，不要发生跳动的情况，这样可以促进宝宝皮肤的血液循环。

2 轻拿手臂

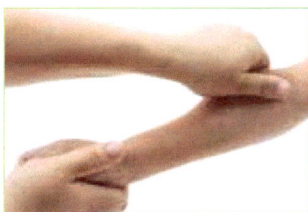

在拿宝宝手臂的时候，要注意手掌与指腹要着力拿起肌肉，稍作停留之后，再慢慢还原。反复轻拿宝宝手臂，可以促进宝宝手臂肌肉群生长。

3 指揉手臂

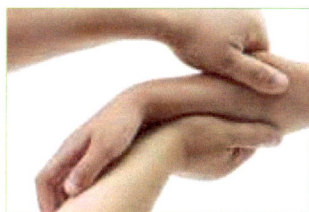

用拇指的指腹着力，让自己的手指尽量贴紧宝宝的皮肤，再做顺时针或是逆时针揉动，注意不要发生摩擦。反复用拇指揉宝宝的手臂，可以增强宝宝全身脏腑的功能。

贴心叮咛

◎ 按摩宝宝手臂的时候，要双手交替按摩，不要只按摩一侧手臂。在手指推动的过程中，手指不要离开宝宝的皮肤。

◎ 如果宝宝喜欢你的按摩方式，可以多重复几次。按摩的过程中一定要注意不要用力太大，尽量轻轻抚摸。

◎ 按摩的过程中要注意宝宝的情绪变化，如果宝宝一直哭闹就应该停止按摩，考虑一下是不是你的按摩手法让宝宝觉得不舒服了。

◎ 在给宝宝按摩手臂的时候，不要随意拉动宝宝的手臂，应该让宝宝自由转动自己的手臂与手肘，避免拉伤。

◎ 不要给宝宝的关节施加太大的压力，不要让宝宝觉得按摩的过程是疼痛难耐的，手掌与宝宝接触时尽量不要用力摩擦。因为宝宝的皮肤比较稚嫩，用力摩擦可能导致宝宝的皮肤受损。

手部

按摩宝宝的小手对宝宝的成长发育都有好处，尤其是对宝宝的消化系统有不错的保护作用，按摩手部可以增强宝宝的食欲。通过按摩宝宝的小手，还可以让宝宝的肾上腺皮质素下降，可以缓解宝宝的压力，起到放松的作用。经常按摩宝宝的手部，可以让宝宝长得更高，身体更加强壮。

经络及穴位按摩

1 清脾经

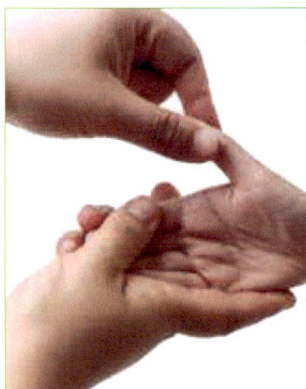

一只手握住宝宝的四根手指，用拇指与食指捏住宝宝的拇指。让宝宝的拇指弯曲，沿着宝宝的拇指边缘向掌根方向推。每次推100～500次。

2 补肝经

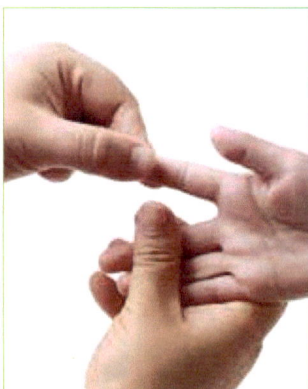

用拇指按在宝宝的食指末节的螺纹面上，顺时针按揉100～500次。

3 补心经

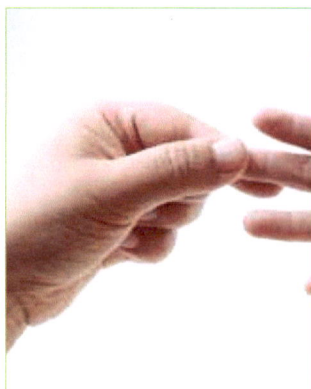

用拇指按在宝宝的中指末节的螺纹面上，直线朝着宝宝指根的方向推。每次推100～500次。

4 补肺经

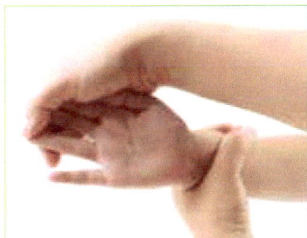

用拇指按在宝宝无名指指端的螺纹面上，按揉300次。

5 补肾经

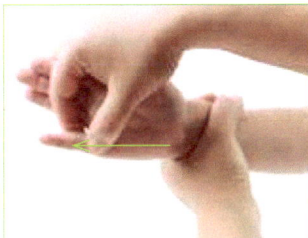

用拇指从宝宝的小指指根开始，朝着小指指尖方向推，一直推送至宝宝小指的末节螺纹面上。每次推100～500次。

6 按摩小天心

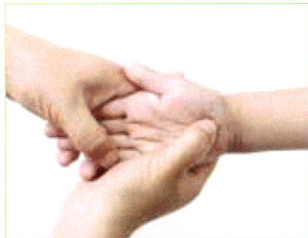

用中指的指端在小天心上慢慢的揉，再用拇指的指甲掐宝宝的小天心，最后用中指的指尖，或将手指弯曲，用指关节捣宝宝的小天心。每次揉200次，掐10～20次，捣10～20次。

7 按摩四横纹

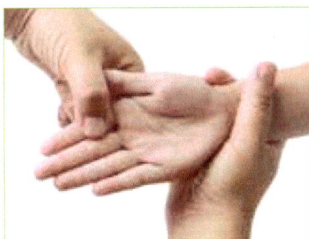

宝宝手掌掌面的食指、中指、无名指以及小指的第一个指关节横纹叫做四横纹。用拇指的指甲掐揉宝宝的四横纹，在将自己的四指并拢，从宝宝的食指横纹处，慢慢推向宝宝的小拇指横纹处。每次掐5～10次，推100～200次。

8 按摩小横纹

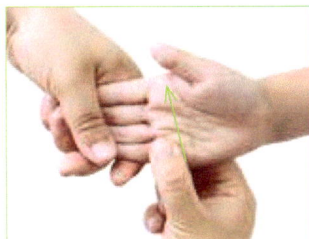

宝宝手掌掌面食指、中指和小指的指关节处的横纹为小横纹。用拇指的指甲掐小横纹或用拇指推小横纹。每次掐5次，推100～200次。

爱心抚触

1 按摩五指节

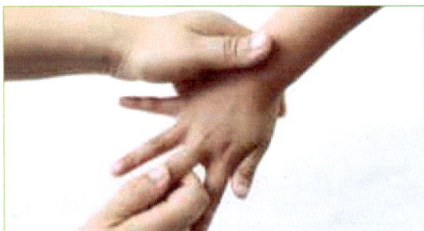

用拇指的指甲掐宝宝掌背五指的第一个指关节，再用拇指与食指揉搓宝宝的五指节。每次掐3～5次，揉搓20～30次。

2 揉捏五指

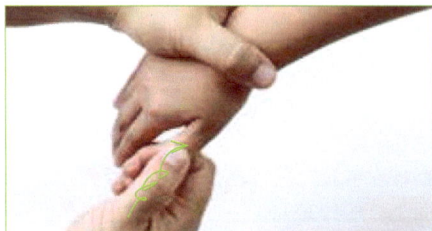

一手握住宝宝的手腕，一手的食指与拇指揉捏宝宝的每一根指头。

3 擦手背

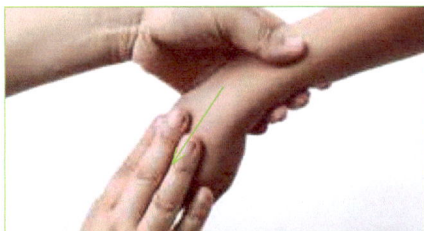

妈妈一手托着宝宝的手臂，另一手缓缓摩擦宝宝的手背。

4 旋推手腕

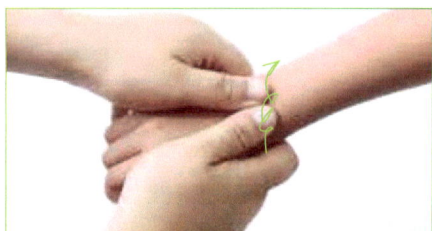

妈妈双手握住宝宝的手腕，双手拇指旋推宝宝的手腕，活化宝宝手腕关节。

贴心叮咛

◎ 家长可以经常和宝宝做手部游戏，锻炼宝宝的抓、拿本领。

◎ 给宝宝做按摩的时候，要保持动作的流畅，在转动与拉伸手指的时候，注意力度不宜过大。

◎ 给宝宝做手部按摩，两只手都要做，切忌做完一只手，另一只手就不做了。

◎ 刚开始给宝宝做按摩的时候，不要大力的摩擦宝宝的手部，随着接触的时间久了，可以逐渐加大摩擦的力度，按摩的时候用力要均匀。

腹部

按摩宝宝的腹部可以起到安抚宝宝情绪的作用，与此同时还可以起到很好的保健功能。通过按摩宝宝腹部的穴位，可以起到促进宝宝睡眠，增强宝宝的消化功能，防止宝宝便秘、腹胀的作用。另外，腹部包含了人体的重要脏器，通过按摩腹部，还可以起到保护脏器、增强宝宝免疫力的作用。

经络及穴位按摩

1 按揉气海

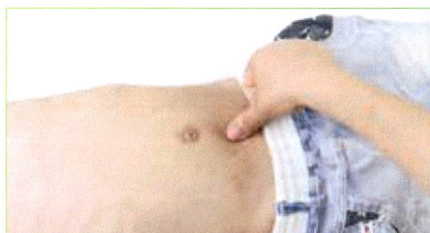

气海位于宝宝腹部中线上，肚脐下方1.5寸处。让宝宝仰卧，用中指或拇指的指端慢慢地揉气海，再用中指或拇指的指端按压气海。每次揉200次，按压30秒。

2 按揉关元

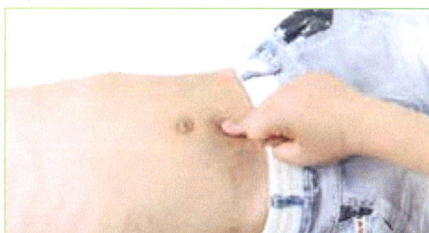

关元位于宝宝腹部正中线，肚脐下方3寸位置。让宝宝仰卧，用中指的指面或手掌，轻轻地按揉宝宝的关元。每次按揉200～400次。

3 揉摩丹田

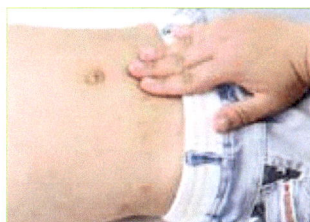

丹田位于宝宝小腹部，肚脐下方2寸与3寸之间。用手掌按在宝宝的丹田上，轻轻的揉丹田，或用手掌摩擦丹田。每次揉50～100次，摩擦5分钟。

4 掌揉中脘

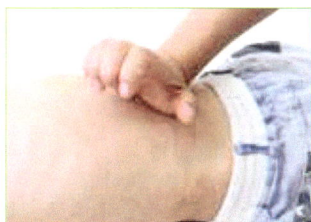

中脘穴位于波阿宝肚脐上方4寸的位置。用掌根按揉宝宝的中脘穴。每次按揉100～300次。

5 揉天枢

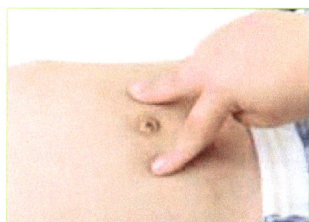

天枢在宝宝肚脐旁2寸的位置。妈妈可以用食指与中指的指端，同时揉宝宝的天枢。每次揉50～100次。

爱心抚触

1 分推腹部

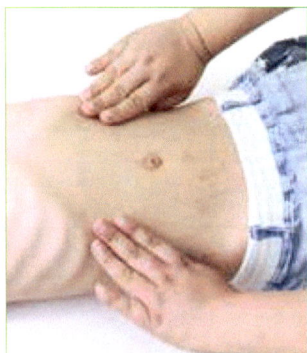

让宝宝仰卧，将食指、中指以及无名指三指并拢，沿着宝宝的肋弓边缘，或从中脘至肚脐开始朝着身体两边分推，再用手掌或四指摩擦宝宝的腹部。每次分推100～200次，摩擦腹部5分钟。

2 揉摩肚脐

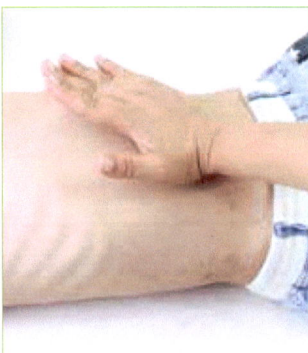

让宝宝仰卧，用中指的指端或掌根，轻轻地揉宝宝的肚脐，再用手指的指端或掌根摩擦宝宝的肚脐；用拇指和食指，两指在宝宝的肚脐处抖揉。每次揉100～300次，摩擦5分钟。

3 拿按肚角

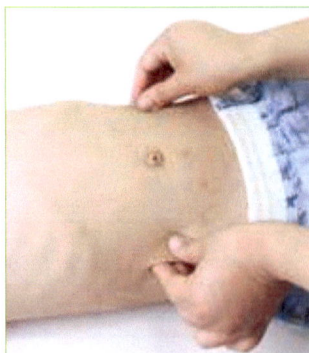

用拇指、食指以及中指轻轻拿起肚角，再用中指的指端按压肚角。每次做3～5次。

贴心叮咛

◎ 揉宝宝腹部的时候，要按照顺时针的方向进行，顺时针方向与宝宝的肠蠕动方向保持一致。

◎ 给宝宝做腹部按摩的时候，要注意和宝宝交流，观察宝宝在按摩的过程中是不是有不适的感觉。

◎ 按摩宝宝小腹的时候，动作要轻柔，因为宝宝的膀胱也在这个位置，如果用力过大，宝宝会感觉不适。

◎ 按摩时，手掌要尽量放平，眼睛同时望着宝宝的脸，面带微笑，可以轻声哼唱儿歌。

腿部

宝宝在出生之前，一直是蜷缩着身体待在妈妈的肚子里的，腿部自然得不到很好的伸展机会。宝宝出生之后，家长要经常给宝宝按摩腿部，这样有助于宝宝身体伸展，可以让宝宝的身体变得更加灵活，小腿伸踢更加有力。家长在给宝宝按摩腿部的同时，也可以通过抚摸宝宝来增进与宝宝之间的感情。

经络及穴位按摩

1 推箕门

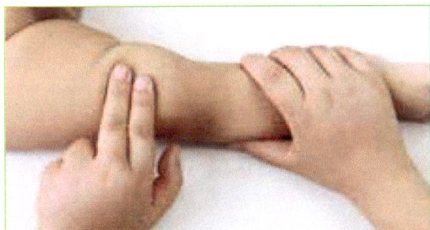

食指和中指并拢，沿着宝宝膝盖内上缘一直推向宝宝腹股沟的位置。每次推100～200次。

2 捏拿百虫窝

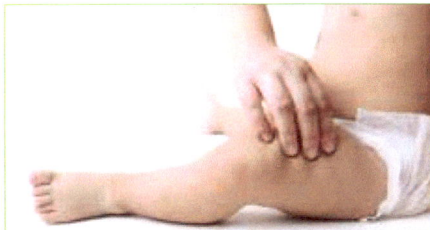

百虫窝位于宝宝膝盖内侧肌肉比较丰厚的位置。用五指按住宝宝的百虫窝，再轻轻的拿捏起百虫窝。每次按拿5～10次。

3 揉掐足三里

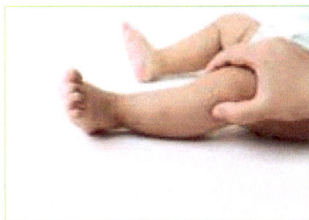

足三里位于宝宝外膝眼下方3寸处，胫骨旁1寸处。用拇指的指端按揉宝宝的足三里，或用拇指的指甲掐足三里。每次揉掐50～100次。

4 揉掐前承山

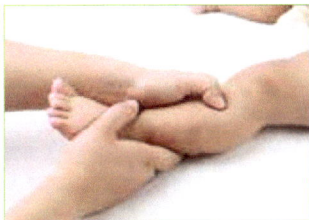

前承山位于宝宝前腿胫骨旁，与后承山相对的位置。用拇指按揉宝宝的前承山，或用拇指的指尖掐前承山。每次揉30次，掐50次。

5 按揉三阴交

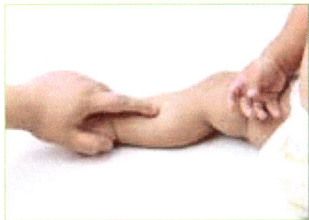

三阴交位于宝宝内踝上方3寸处。用拇指或食指的指端，轻轻地按揉宝宝的三阴交。每次按揉100～200次。

爱心抚触

1 轻拿大小腿

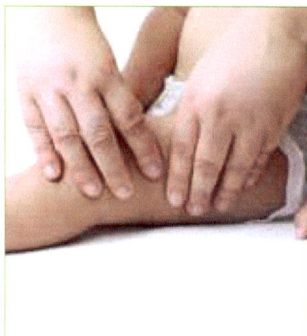

用手掌和指腹着力，轻轻拿起宝宝的肌肉，切忌不要滑脱。先从大腿开始拿，再拿小腿。拿起肌肉之后，再轻轻地揉动，这样可以促进宝宝生长发育，帮助宝宝消除疲劳。

2 活动膝关节

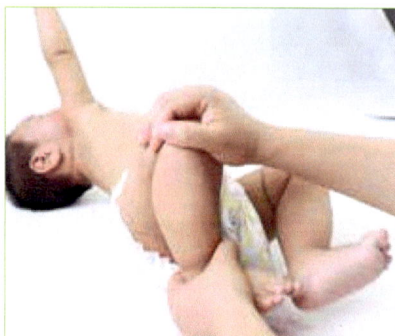

一只手固定住宝宝的膝盖处，另一只手握住宝宝的脚腕，帮助宝宝屈伸膝盖。

3 活动髋关节

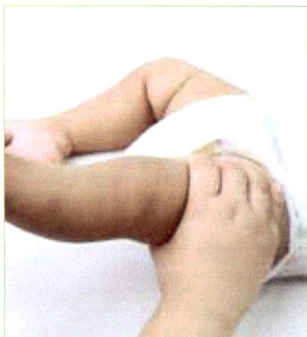

一只手固定住宝宝的脚腕，另一只手抓住宝宝的髋关节，慢慢地旋转髋关节。

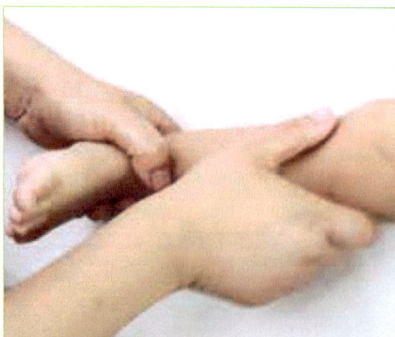

经常点宝宝的腿部穴位，可以调节宝宝四肢和脏腑的功能。点穴的时候，拇指的指端可以深按在穴位片刻，再用指腹轻轻地按揉穴位。

贴心叮咛

◎ 给宝宝按摩腿部的时候，动作要缓慢，力度不要太大，动作幅度要由小到大，这样可以促进宝宝的腿部关节发育。

◎ 按摩宝宝腿部的时候，不要引起宝宝的颈部不适，要注意宝宝脸侧向不同的方向，不要让宝宝的脸总是朝着同一个方向。

◎ 按摩的过程中，动作要连贯，手掌要一直沿着宝宝的大腿移动，不要离开宝宝的腿部。

◎ 给宝宝按摩的时候要充满耐心，家长在按摩的时候要注视着宝宝的脸，目光中要充满了爱。

◎ 按摩的过程中可以和宝宝进行交流，可以哼唱宝宝喜欢的儿歌，也可以放一些轻音乐给宝宝听。

爸爸妈妈帮帮忙：BABY 健康日常养护须知

◎ **不要束缚宝宝的腿：** 老人常喜欢用绷带将宝宝的腿绑起来，避免宝宝的腿变弯，岂不知这种做法一点科学依据都没有。束缚宝宝的腿会让宝宝伸展不开，影响宝宝发育。

◎ **腿部有湿疹不要按摩：** 有时候宝宝的腿上会长一些湿疹，建议家长不要在宝宝腿部长有湿疹的时候给宝宝按摩。反复的摩擦容易将宝宝的湿疹磨破，这样一来很容易造成皮肤感染。

◎ **注意保持干燥：** 宝宝因为婴儿肥，所以腿部的褶皱会很多，夏天里这些褶皱特别容易出汗。因此，应该格外注意宝宝腿部的卫生，要保持腿部褶皱干燥，避免由于汗渍侵蚀，造成皮肤感染。

背部

给宝宝按摩背部可以改善宝宝的脏腑功能，还可以促进宝宝的气血运行。对于一些食欲不振的宝宝来说，按摩背部可以改善宝宝的食欲，还可以治疗宝宝消化不良、腹泻等疾病。另外，有些宝宝睡眠不好，夜晚总是喜欢啼哭，通过按摩背部也可以改善宝宝的睡眠质量，让宝宝不哭闹。

经络及穴位按摩

① 按拿肩井

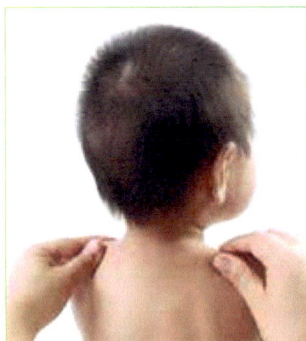

用拇指与食指、中指对称用力，向上提拿宝宝的肩井。再用指端慢慢地按压宝宝的肩井。每次提拿按压各5～10次。

② 按揉大椎

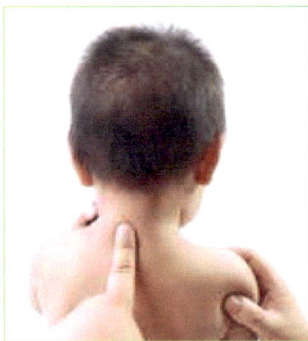

大椎在宝宝第七个颈椎棘突下。用食指的指端按住大椎，之后再按揉大椎。每次按揉20～30次。

③ 揉推肺俞

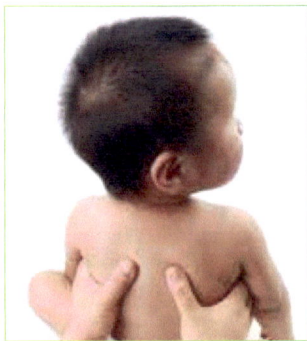

肺俞在宝宝第三胸椎棘突下旁1.5寸处。用双手的拇指或食指、中指的指端，轻轻地揉肺俞。用双手的拇指分别从宝宝的肩胛骨内侧边缘，从上至下慢慢推动，或分推肩胛骨。每次揉50～100次，推100～300次。

④ 按揉脾俞

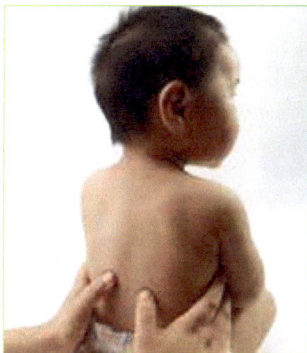

脾俞位于宝宝第11胸椎棘突下方旁1.5寸处。用双手的拇指或食指、中指的指端，按在宝宝的脾俞上，之后再用力按揉。每次按揉50～100次。

⑤ 点按督脉

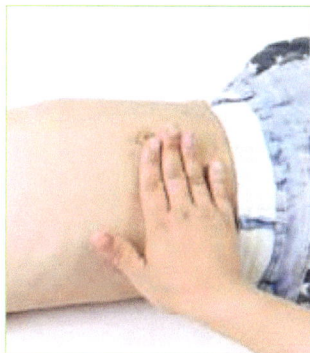

再多点按督脉的时候，拇指要朝着斜上方的方向，微微用力，也可以在点按的过程中左右波动。点按完毕之后，用手掌在宝宝的背部轻轻地揉摩，让宝宝放松。

⑥ 捏脊

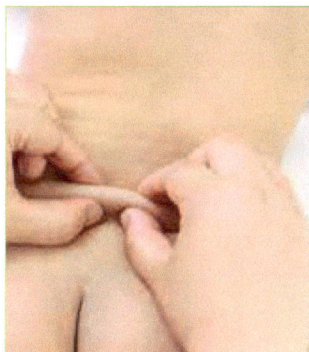

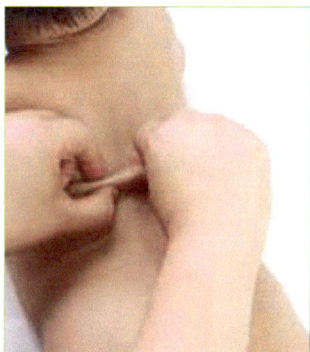

用双手的拇指与食指以及中指，拿起宝宝脊椎两侧的皮肤，再缓缓地向上推动。要注意推动的过程中，拇指始终在下，而食指与中指则是在上方，三根手指配合不停的捻动宝宝的背部皮肤。每捻动三次，就可以向上提拉一次。

爱心抚触

1 轻揉背部

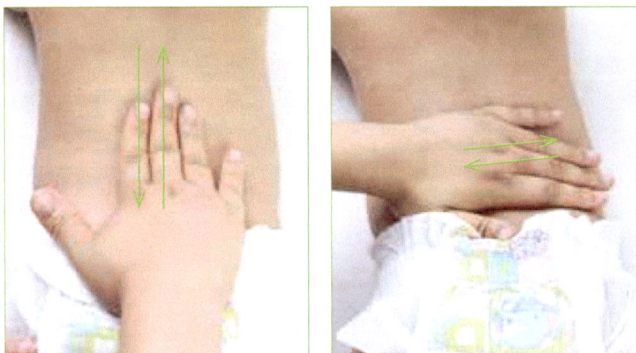

将手掌紧贴在宝宝的背部，轻轻地摩擦宝宝的背部皮肤，尽量让宝宝整个背部都被抚摸遍。一边抚摸一边轻轻地揉宝宝背部，揉摩的时候用掌根或大鱼际着力，重点揉脊柱两旁1.5寸处。

2 分推背部

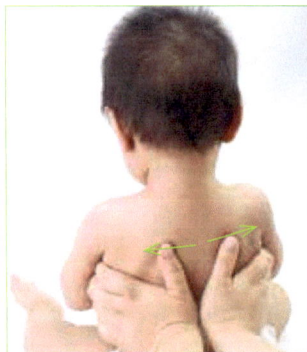

让宝宝端坐，妈妈双手拇指并拢置于背部脊柱上，其余四指扶住宝宝腋下，拇指向两侧平行分推，从上到下一直推到腰骶部。

3 拍打背部

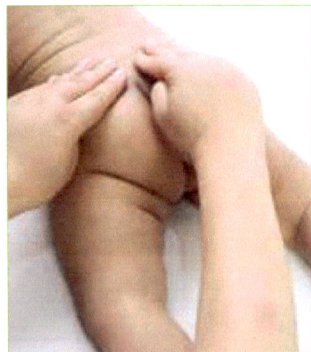

让宝宝俯卧在床上，妈妈双手空心掌从宝宝的臀部开始，拍打至颈肩部位，反复拍打至皮肤发热为止。

贴心叮咛

◎ 按摩宝宝的背部时，要注意用力不要过大，按摩完毕之后要用手掌自上而下轻揉宝宝的背部，让宝宝放松，这样可以提高宝宝的抗病能力。

◎ 给宝宝捏脊的时候，在拿起宝宝的皮肤的时候，切记不要伤了宝宝的皮肤，如果宝宝的皮肤已经泛红，就应该停止按摩。

◎ 如果宝宝的背部有皮肤感染或紫癜，应该停止按摩背部，以免让病情继续恶化。

◎ 给宝宝按摩背部的时候，家长的手掌最好涂抹一些婴儿油或润肤乳，让自己的皮肤变得光滑一些，这样才不会划伤宝宝的皮肤。

◎ 做背部按摩建议每日1次，连续做6天后，休息一天，再继续做。

爸爸妈妈帮帮忙：BAYBE 健康日常养护须知

◎ **注意保暖**：很多家长知道宝宝的腹部一定要保暖，可是多数家长不知道，其实宝宝的背部同样也需要保暖。因为宝宝的背部有很多经脉，如果背部受寒会影响宝宝五脏六腑的健康。

◎ **观察脊柱**：作为家长应该经常让宝宝趴在床上，观察宝宝的脊柱，如果发现宝宝的脊柱发育异常，应该及时去医院接受正规治疗。

◎ **正确拍背**：宝宝吃过奶之后，要拍背之后才能打奶嗝，打过奶嗝的宝宝就不容易吐奶了。正确的拍背方法是拍心口对应的背部，这样才能够震动到宝宝的胃，宝宝才能够顺利地打出奶嗝。

臀部

按摩宝宝的臀部，可以促进宝宝全身血液循环。如果宝宝出现便秘的状况，家长也可以通过按摩宝宝臀部上的穴位来帮助宝宝调理肠道，促进大便排出。家长如果经常给宝宝按摩臀部还会让宝宝臀部的肌肉变得发达，从而增强宝宝的下肢力量。

经络及穴位按摩

① 按揉龟尾

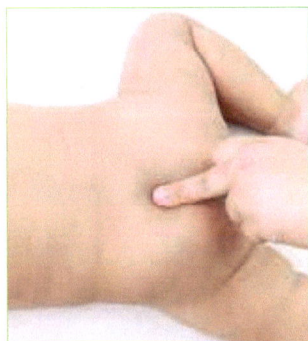

龟尾位于宝宝的尾椎的骨端。用拇指的指端或中指的指端，轻轻地按揉宝宝的龟尾。每次按揉100~200次。

② 推七节骨

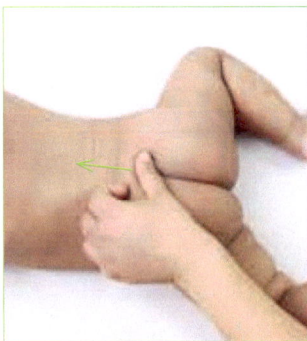

用拇指桡侧面，或用食指、中指，从宝宝的七节骨下方，向上一点点直推。推到上方之后，再自上而下推送。每次推100~200次。

③ 按揉承扶

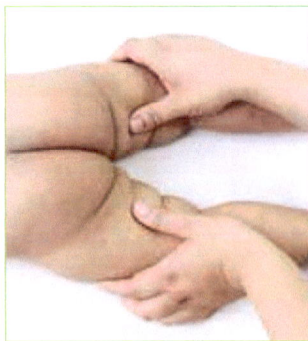

承扶在宝宝的臀部两侧各有一个。先用拇指或食指、中指的指端按住承扶，之后再按揉承扶，力度要由轻至重。每天按揉承扶5分钟。

爱心抚触

① 轻捏臀部

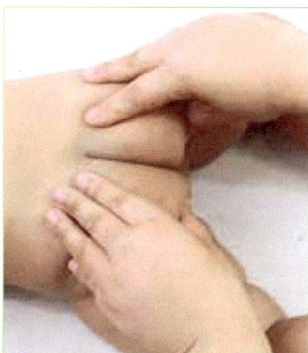

用五根手指在宝宝的臀部上轻轻的捏，过程中要注意力度不要太大，宝宝的臀部皮肤发红后停止。

② 拉伸臀部

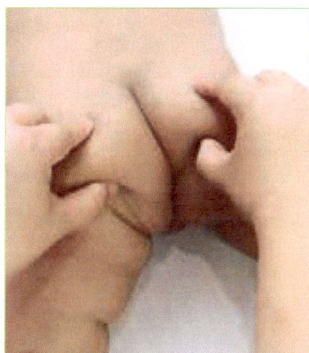

用拇指、食指以及中指，慢慢的拿起宝宝臀部的肌肉向上拉伸，之后再缓缓地放下。

③ 按摩臀部

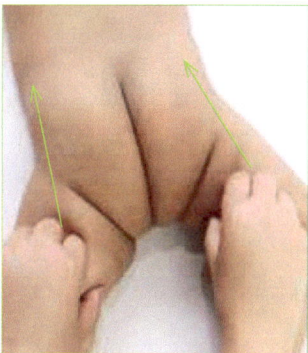

用拇指、食指以及中指，不断地揉捏宝宝的大腿肌肉，沿着大腿肌肉一路按摩到宝宝的骶骨处，再沿着宝宝的臀部，以扇形向两侧继续按摩，一直到宝宝的骨盆为止。

④ 放松臀部

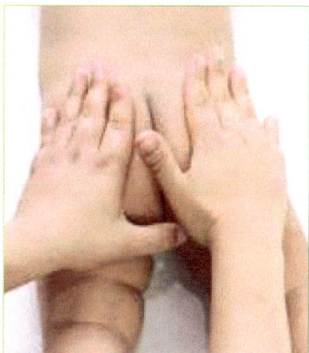

用双手按在宝宝的臀部上，不断地轻揉宝宝的臀部，让宝宝臀部肌肉得到放松。

贴心叮咛

◎ 在给宝宝臀部做按摩的时候，切记要避开宝宝的肛门，刺激到宝宝的肛门会让宝宝很不舒服。

◎ 抚摸宝宝臀部的时候，次数可以根据宝宝的感受而定，如果宝宝很享受你的按摩，可以多按摩一会儿。

◎ 虽然说宝宝的臀部肌肉是全身最厚的肌肉，但是皮肤表面依然十分稚嫩。给宝宝按摩时，家长的指甲要经过修剪，尤其是提拉宝宝的臀部肌肉时，千万不要让你的指甲伤了宝宝的皮肤。

◎ 如果宝宝的臀部皮肤有红疹或皮肤破损，要停止按摩，待宝宝的臀部皮肤变好之后再继续按摩。

爸爸妈妈帮帮忙：BABY 健康日常养护须知

◎ **选用纯棉尿布：** 纯棉面料的尿布贴在宝宝的皮肤上可以让宝宝觉得很舒服，而且不容易导致宝宝皮肤过敏，建议家长要给宝宝选用纯棉尿布，尿布的颜色最好是纯白色，这样颜色的尿布不经过染色，对宝宝身体没有伤害。

◎ **勤换尿布：** 很多家长觉得宝宝尿过一次还可以坚持一会，等尿两次再换尿布，这种做法是错误的。尿液会刺激宝宝的皮肤，如果不勤换尿布，很有可能造成宝宝皮肤过敏，湿哒哒的尿布还会让宝宝觉得非常不舒服。

◎ **注意卫生：** 要经常给宝宝清洗臀部，每次宝宝大小便都最好清洗一下，避免滋生细菌危害宝宝的健康。清洗之后建议家长给宝宝的小屁屁上擦一些爽身粉，这样可以让宝宝的小屁屁更加干爽。

脚部

给宝宝做脚部按摩，可以促进宝宝睡眠。如果宝宝经常哭闹，睡不好觉，建议家长可以给宝宝做脚部按摩。脚部还有很多重要穴位，通过按摩脚部的穴位还可以增强宝宝自身的免疫力。家长给宝宝做脚部按摩的时候，可以增进与宝宝之间的感情，也可以给宝宝增添自信。

经络及穴位按摩

1 揉推涌泉

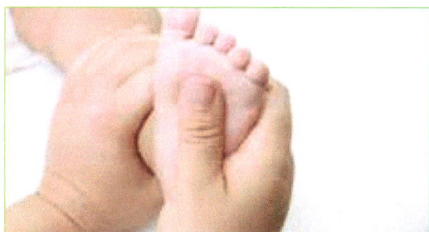

用拇指的指端轻轻按揉宝宝的涌泉，再用拇指的螺纹面，朝着宝宝脚趾的方向慢慢推送。每次按揉50～100次，推送50～100次。

2 按揉仆参

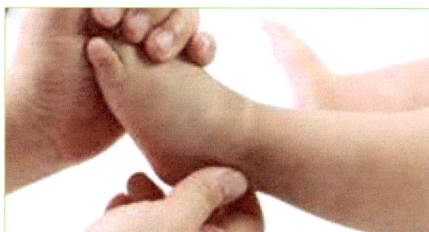

仆参位于宝宝足跟处，在脚踝的下方的凹陷处。用拇指按住仆参后，再逐渐加大力度按揉宝宝的仆参。每次按揉5～10次。

3 揉拿委中

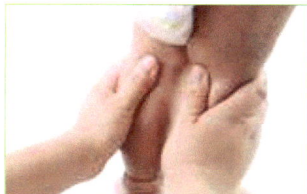

委中位于宝宝腘窝的中央，在两大筋的中间。用拇指按住宝宝的委中，之后再按揉宝宝的委中。用拇指与食指、中指轻轻拿捏宝宝的委中。每次按揉2分钟，拿捏5～10次。

4 掐大敦

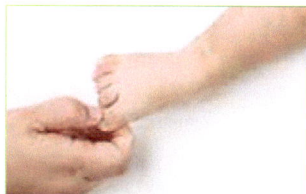

用拇指的指甲掐宝宝的大敦。每次掐5～10次。

爱心抚触

1 按摩脚趾

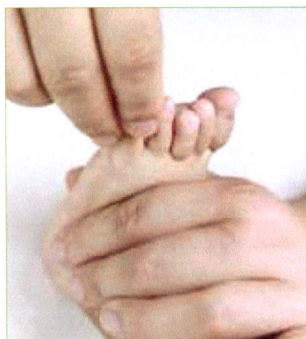

从宝宝的小脚趾开始，用拇指与食指逐个轻轻转动，并且拉伸每一个脚趾。

2 脚底按摩

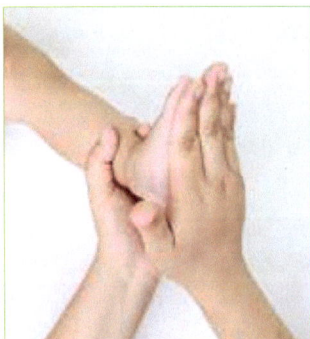

除拇指以外，用其他四根手指的指腹，沿着宝宝的脚跟逐渐向脚趾的方向推送按摩。

3 抚摸脚踝

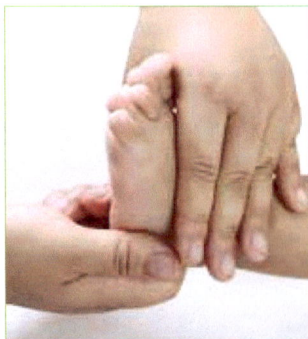

用一只手托住宝宝的脚跟，再用另外一只手的四指指腹绕着宝宝的脚踝进行抚摸。

贴心叮咛

◎ 按摩宝宝脚掌的时候，切忌用力过轻，如果用力太轻会让宝宝有一种瘙痒的感觉，会让宝宝感觉很不适。建议按摩宝宝脚掌的时候，可以稍微用力一些。

◎ 按摩的过程中，按摩的手法要保持平稳，每次按摩到脚趾的时候，手指都应该迅速回到脚跟处，继续重复之前的动作按摩。

◎ 按摩脚部的时候要一只脚、一只脚的按摩，切忌按摩完一只脚之后就不继续按摩另外一只了。

◎ 给宝宝按摩脚部的同时可以和宝宝进行对话，告诉宝宝："这是你的小脚丫，这里是你的脚趾……"让宝宝熟悉自己的身体。

◎ 按摩脚趾也十分重要，脚趾可以帮助宝宝保持身体平衡，所以建议家长按摩的时候千万不要忽视按摩脚趾。

开启宝宝手部动感时间

宝宝的手指被誉为是人体的"第二大脑"，经常活动宝宝的手部可以促进宝宝的脑部发育。活动手指关节还可以促进血液循环，提高宝宝手指关节的灵活度。经常带着宝宝做手指操，还可以提高宝宝做精细动作的能力，并且培养宝宝的注意力。

手指操—手指睡觉

这套手指操主要由家长喊出指令，宝宝接收到家长发出的指令之后，做出对应的动作。这样的训练可以让宝宝手指的协调能力更强，还可以培养宝宝的注意力和反应力。

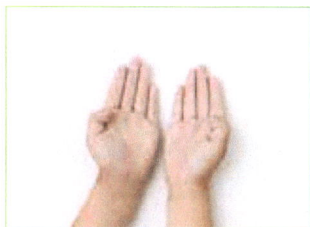

家长喊出："老大睡觉了。"宝宝做出：双手手心向上，拇指弯曲动作。

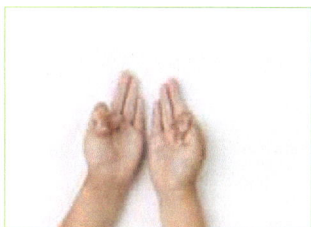

家长喊出："老二睡觉了。"宝宝做出：食指弯曲，搭在拇指上方。

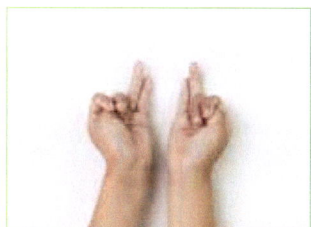

家长喊出："大个子要睡觉了。"宝宝做出：中指弯曲动作。

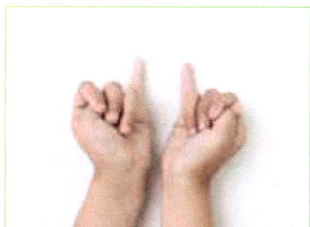

家长喊出："你要睡觉了。"宝宝做出：无名指弯曲动作。

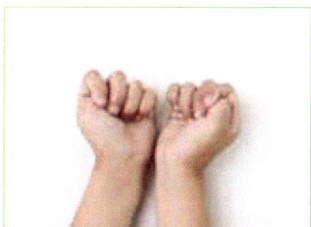

家长喊出："我要睡觉了，大家都睡了。"宝宝做出：小指弯曲，与此同时掌心转向下方。

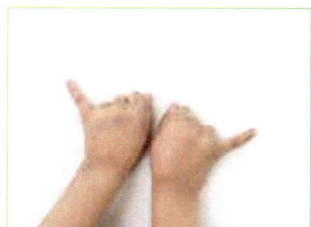

家长喊出："小不点睡醒了。"宝宝做出：伸直小指动作。

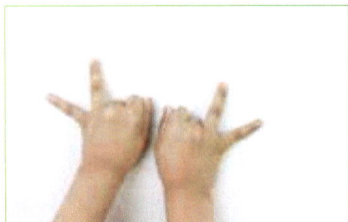

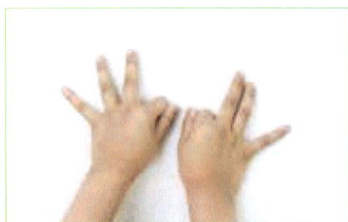

家长喊出："你睡醒了，大个子也睡醒了。"宝宝做出：先将无名指伸直，再将中指伸直动作。

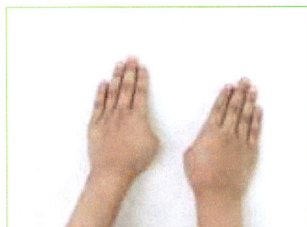

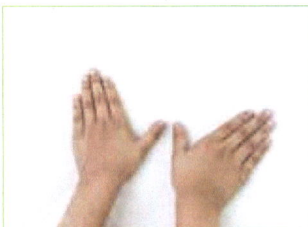

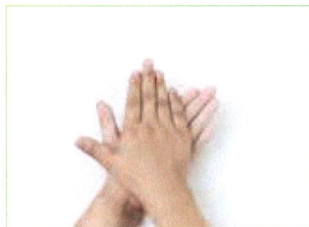

家长喊出："老二睡醒了。"宝宝做出：伸直食指动作。

家长喊出："老大睡醒了。"宝宝做出：伸直拇指动作。

家长喊出："大家都睡醒了。"宝宝做出：拍手动作。

手指操——手指宝宝

这套手指操，主要通过儿歌的方式，让宝宝根据儿歌的内容来变化手指的姿势。让宝宝做这套手指操，不仅可以寓教于乐，还可以让宝宝在游戏的过程中锻炼手指的协调能力。

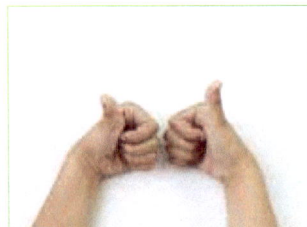

两个大拇指——双手抱拳，将拇指伸直。

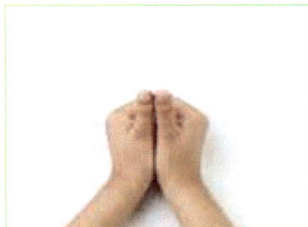

比比一样高——双手抱拳合在一起，将两手的拇指并拢在一起。

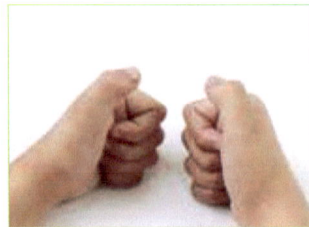

互相点点头——将两只手的拇指向前弯曲。

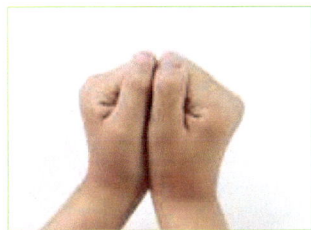

接着弯弯腰——将双全并拢，让两根手指同时向前弯曲。

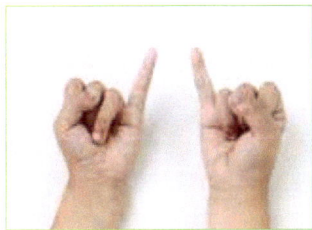

两个小拇指——将双拳打开，将两只小指伸直。

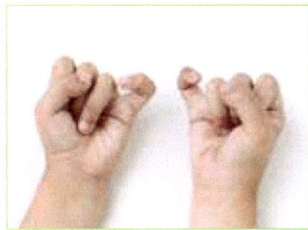

一样都灵巧——让两只小指做弯曲运动。

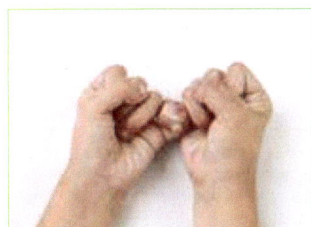

互相拉拉勾——将两只小指互相拉在一起，反复的互相拉勾。

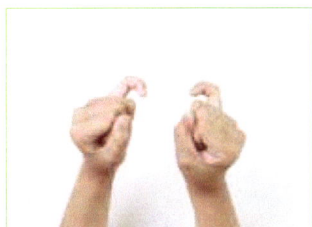

点头问问好——将双拳竖起，再伸出两只小指互相做弯曲运动。

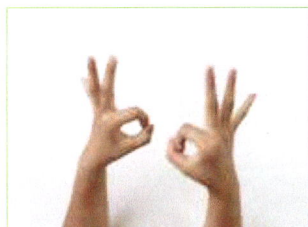

食指——弹弹食指。

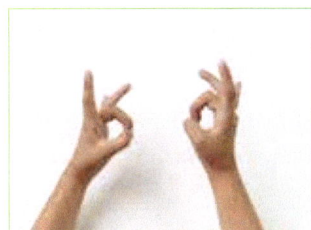

中指——弹弹中指。

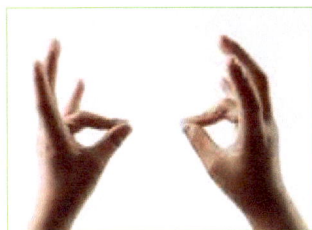

无名指——弹弹无名指。

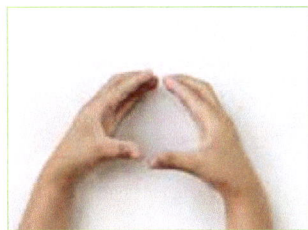

样样事情离不了——两只手的食指、中指以及无名指同时做弯曲动作。

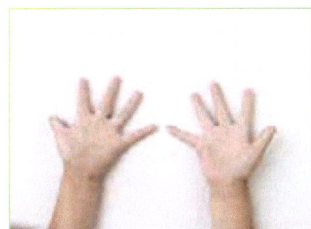

摊开双手数一数——将两只手的掌心向上，十指伸直。

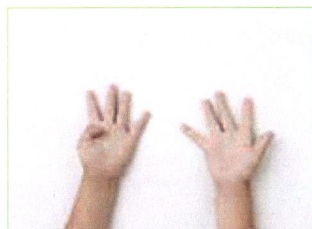

一
——左手的拇指做弯曲动作。

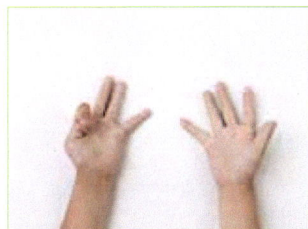

二
——左手的食指做弯曲动作。

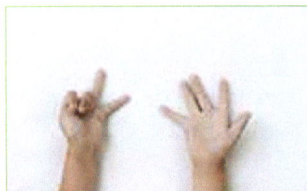

三
——左手的中指做弯曲动作。

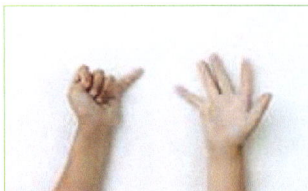

四
——左手的无名指做弯曲动作。

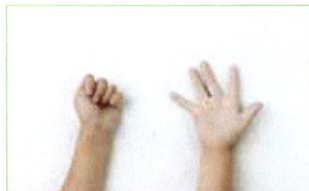

五
——左手的小指做弯曲动作。

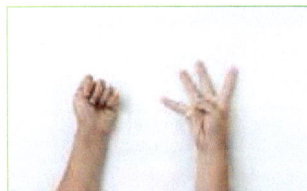

六
——右手的拇指做弯曲动作。

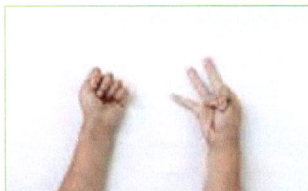

七
——右手的食指做弯曲动作。

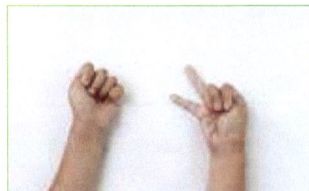

八
——右手的中指做弯曲动作。

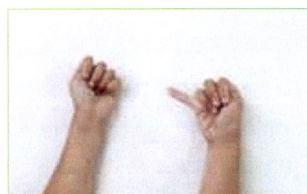

九
——右手的无名指做弯曲动作。

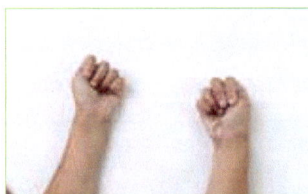

十
——右手的小指做弯曲动作。

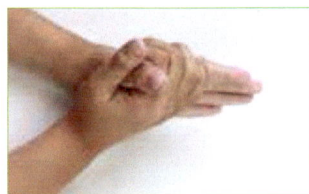

都是我的好宝宝——将十指
伸直后，互相拍手。

贴心叮咛

◎ 手指操可以锻炼宝宝的手指灵活度，建议家长平时在家的时候，就
可以和自己的宝宝做手指操。

◎ 为了提高宝宝的兴趣，家长也可以与宝宝进行手指操比赛，这样可
以激发宝宝的兴趣，让宝宝喜欢上手指操。

◎ 刚开始做手指操的时候，宝宝的动作可能会不协调，经常会出错。
家长一定要鼓励宝宝，给宝宝自信，对宝宝给予最大的耐心。

第三章

功效篇：
摸摸按按，让宝宝更健康

　　你想要宝宝健康成长吗？你希望宝宝少生病吗？你盼着宝宝聪明伶俐吗？你期待宝宝快乐每一天吗？你所想的并非天方夜谭！现实生活中，父母就是宝宝最好的保健师，宝宝的健康、快乐、聪明才智完全可以由父母亲手赋予。日常生活中，父母只要抽出点时间，随时随地用自己温暖的双手给宝宝摸一摸、按一按，宝宝就能拥有一双明亮的眼睛、一个聪明的大脑、一副健康的体魄、一个长高的机会，这是多么令人兴奋与欣慰的事情。

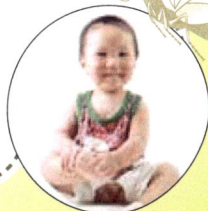

增强免疫力

婴幼儿皮薄肉嫩，生命显得特别脆弱，稍不留心就会受伤或生病，着实令人怜惜。其中，小儿的肺实乃一个娇脏，抵御外邪的能力较差，适应外界气候变化的能力也相对较弱，特别容易受到外界风邪、热邪、火邪、寒邪等的影响，具有"肺常不足"的生理特点。外邪要么从口鼻侵入，要么从皮毛进入体内，很明显，婴幼儿疾患中呼吸系统急性感染占有较大比例。可想而知，婴幼儿特别需要适当的肺部防护，在尚不能任意食补的阶段，进行保健抚触或按摩就显得十分重要，长期坚持，可宣通肺脏、增强机体免疫力、促进生长发育等。

经络及穴位按摩

1 推三关

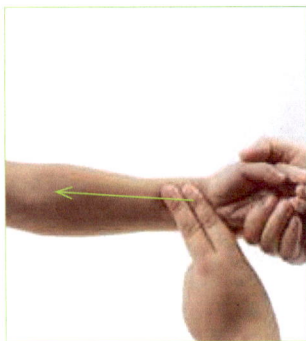

让宝宝端坐，妈妈用一手拇指或食指、中指指腹沿着宝宝的前臂桡侧，从腕横纹推向肘横纹50～100次。

2 运内八卦

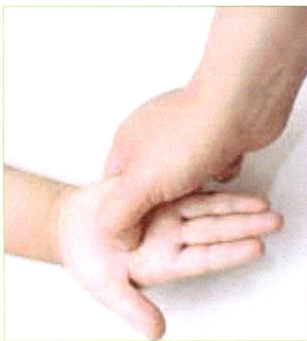

让宝宝端坐，妈妈以宝宝掌心为圆心，圆心到中指根横纹约2/3处为半径，做一个圆周，另一手的拇指指腹按照圆周方向做顺时针按揉，运内八卦50～100次即可。

3 按揉足三里穴

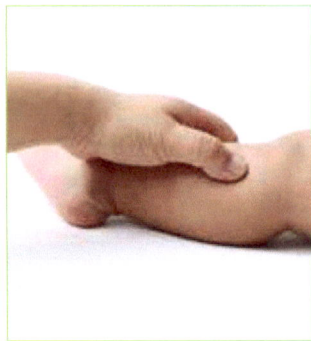

妈妈以拇指指腹按揉宝宝腿部的足三里穴，反复按摩50～100次即可。

4 补肺经

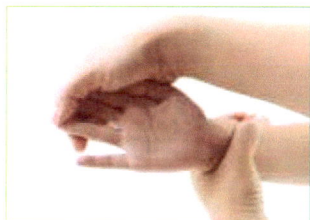

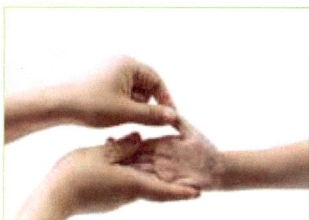

让宝宝端坐，妈妈用拇指指腹在宝宝的无名指末节螺纹面处，按照顺时针方向旋转按揉200次。

5 补脾经

让宝宝端坐，妈妈用拇指指腹在宝宝的拇指末节螺纹面处，按照顺时针方向旋转揉动200次。

6 清心经

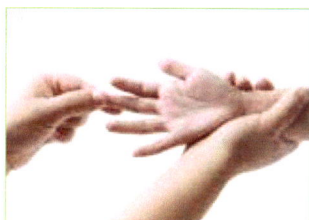

让宝宝端坐，妈妈用拇指指腹或指侧在宝宝的中指末节螺纹面处，向指根方向做直线推摩100次。

7 清肝经

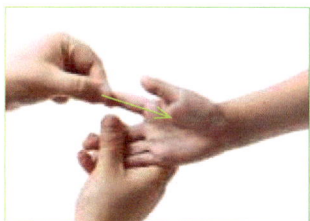

让宝宝端坐，妈妈用拇指指腹或指侧从宝宝的食指末节螺纹面向指根方向做直线推摩100次。

8 补胃经

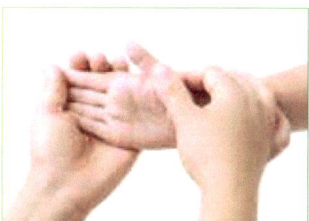

让宝宝端坐，妈妈用拇指指腹旋转揉动宝宝的拇指指掌面的第1节横纹处，反复操作100次左右。

9 揉板门

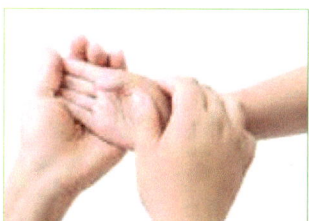

让宝宝端坐，妈妈用拇指按揉宝宝手掌大鱼际平面的中点处，可按照顺时针或逆时针方向按揉150次。

10 捏脊

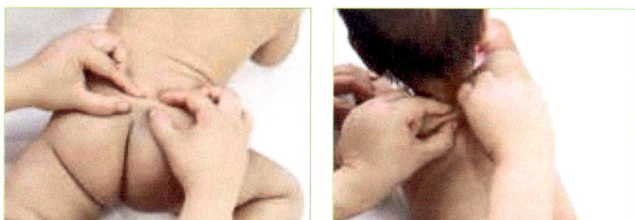

让宝宝俯卧，妈妈以食指与拇指对捏，从宝宝的尾骨端一直捏至颈部大椎穴处。每捏3次，可轻轻用力上提1次。

63

爱心抚触

1 直推背部

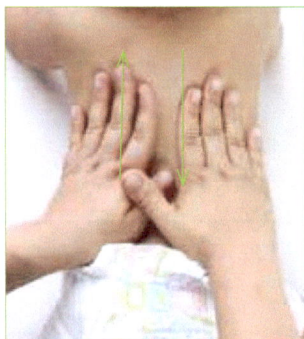

让宝宝俯卧，妈妈搓热双手，并蘸取少许生姜汁，沿着宝宝脊柱两侧的膀胱经，用手掌稍用力推搓宝宝的背部。

2 横擦腰骶部

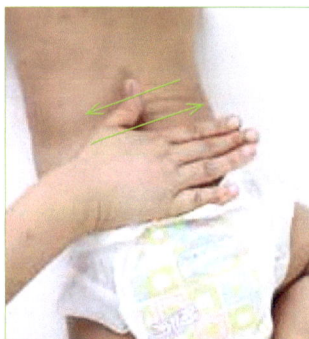

让宝宝俯卧，妈妈搓热双手，以全掌横擦宝宝的腰骶部，至手下感觉温热为宜。

3 抹面

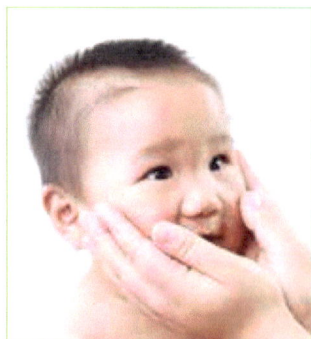

让宝宝端坐，妈妈将双手搓热，将双手掌心直接覆盖在宝宝面部，轻轻抹动3～5次。

4 擦鼻柱

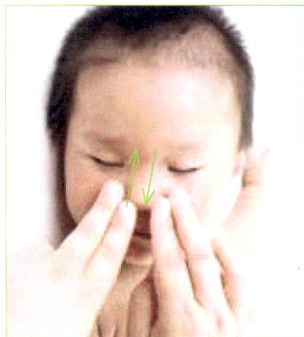

让宝宝端坐，妈妈搓热双手，然后将食指与中指并拢，指腹置于宝宝鼻梁两侧，并做来回推擦动作，至皮肤微微发红发热为宜。

5 搓揉胁肋部

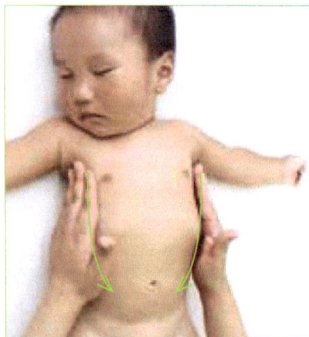

妈妈搓热双手，用两掌从宝宝的腋窝旁与胁肋部前后搓揉，直至天枢穴处即可。每次抚摩50～100次即可。

6 提拿肩部

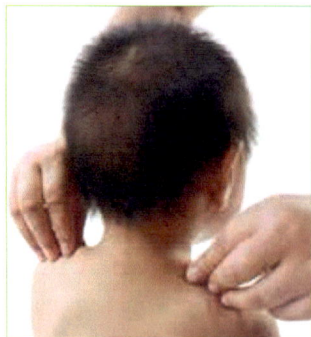

让宝宝端坐，妈妈用拇指以及食指与中指对捏提拿宝宝两侧的肩部大筋处，反复提拿3～5次即可。

7 摩腹

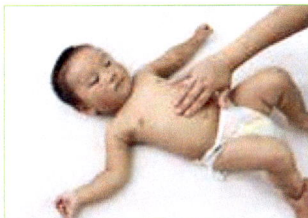

妈妈搓热双手，以一手四指或全掌推摩宝宝的整个腹部，可以从左到右推摩，也可从右到左推摩，反复推摩3分钟左右即可。

8 推摩足底

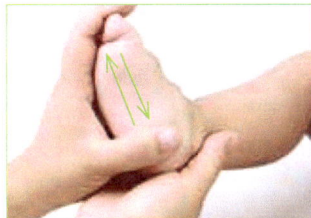

妈妈搓热双手，用拇指指腹用力推按宝宝左右足底的内侧缘，左右脚各推摩3分钟左右。

贴心叮咛

◎ 擦鼻柱时，力度由轻渐重，以免宝宝感觉不舒服。

◎ 抚触宝宝的胸腹部时，最好有人在一旁逗乐宝宝，以免宝宝用手挡住自己的胸腹部而影响操作过程。

◎ 若是宝宝不愿坐，也不愿躺着，不妨由家长抱着，便于操作。

◎ 妈妈搓热双手时，也可在手掌上涂抹上按摩介质，以免手掌摩擦宝宝皮肤时给其造成损伤。

爸爸妈妈帮帮忙：BABY 健康日常养护须知

◎ **坚持母乳喂养：** 母乳可谓是人生的第一次免疫，妈妈千万别错过给宝宝进行母乳喂养的机会哦。因为母乳中含有大量的免疫物质，能增加婴幼儿的抗病能力，并防止病毒的入侵。

◎ **多陪宝宝运动、做游戏：** 适当的运动、游戏可使宝宝免疫细胞的活力增强，帮助宝宝对抗体内的病原体。宝宝若是每天可以运动半小时左右，血液内的含氧量会增加，免疫细胞的数量也会随之增加，有助于使宝宝的免疫系统处于最佳状态。

◎**保证充足睡眠**：充足的睡眠可使骨髓与淋巴结功效大增，要知道骨髓与淋巴结都是免疫力机制中的重要元素。若是宝宝长期睡眠不足，免疫系统必然会发育不良，免疫功能也就会变得越来越低下。专家建议，学龄期的孩子每天至少要保证10小时的睡眠时间。

◎**不要吃得太饱**：婴幼儿的脏腑比较娇嫩，消化吸收功能还没有发育完善，若是吃得太饱，极易使肠胃负担过重，造成消化功能紊乱而导致积食、腹痛等不适。

◎**不要随意使用抗生素**：宝宝生病了，若不是很严重，尽量不要使用抗生素，而应该靠其自身的抵抗力，使免疫系统得到锻炼。这样的话，当再次遇到类似病症时，免疫细胞就会产生具有针对性的免疫力，保证宝宝的身体尽快恢复健康。

◎**减少污染**：定时开窗换气，保证宝宝的房间空气流通；尽量不要在孩子面前吸烟，保证室内空气清新。

健脑益智

人的智力经由大脑产生，简单点说，智力就是大脑的活动能力。脑的活动能力强，就说明智力水平高，显得聪明；脑的活动能力差，就代表智力水平较低，略显愚笨。大脑是人类运动、语言以及精神活动的中枢，智力包括分析力、判断力以及记忆力等。刚出生时，宝宝的大脑只是成年人大脑重量的30%左右，出生后的第一年是大脑重量增长速度最快的一年，到3岁时基本就可达到成年人大脑的70%以上，到6岁时大脑皮质基本发育完善。可想而知，婴幼儿时期可谓是大脑发育的关键时段，多做些抚触按摩的良性刺激，不仅可以促进大脑发育，还能增长智力。

经络及穴位按摩

1 揉太阳穴

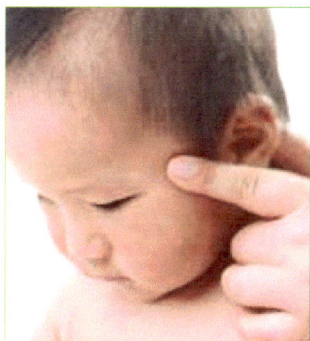

让宝宝端坐，妈妈一手固定宝宝的头部，另一手食指指端按揉宝宝的太阳穴，左右两侧穴位各按揉50次左右。

2 按揉百会穴

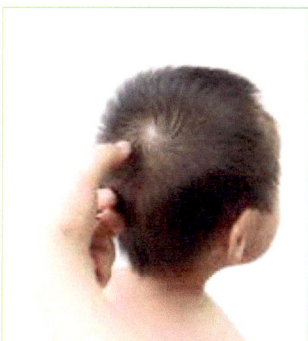

让宝宝端坐，妈妈用左手固定宝宝的头部，右手拇指指腹按揉宝宝头顶的百会穴，反复按揉50次左右。

3 按揉四神聪穴

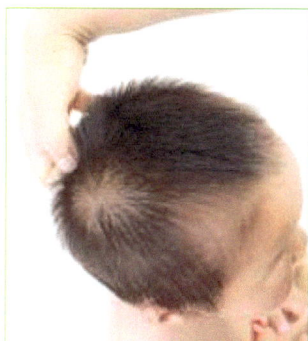

让宝宝端坐，妈妈用拇指指端依次轻轻地按揉宝宝头顶的四神聪穴，每个穴位反复按揉50次左右。

4 按压神庭穴

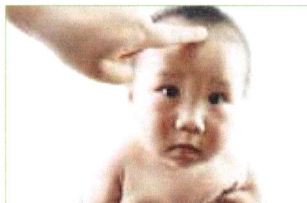

一手拇指或者双手食指，按压神庭穴半分钟，然后轻轻揉动此穴1分钟。

5 按揉印堂穴

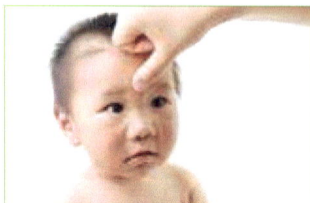

让宝宝端坐，妈妈用拇指指腹按揉宝宝额头处的印堂穴，反复操作50次左右即可。

6 按揉阳白穴

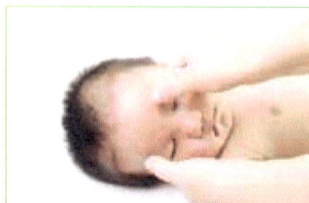

让宝宝端坐或平躺，妈妈双手拇指指腹分别按压在宝宝额头处的阳白穴，用力按压并揉动，反复操作50次左右。

7 开天门

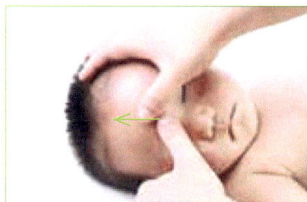

让宝宝端坐或平躺，妈妈用两手拇指指腹从宝宝的两眉连线中点处，从下至上推至前发际处，反复推摩50次左右。

8 推坎宫

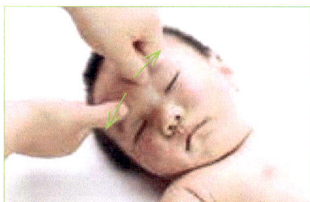

让宝宝端坐或平躺，妈妈用两手拇指指端的桡侧，从宝宝的眉头开始向眉梢做直线分推，反复操作30～50次。

9 按揉神门穴

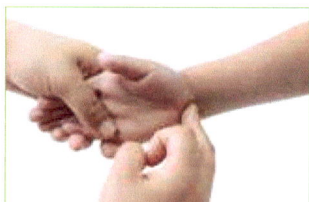

让宝宝端坐或平躺，妈妈搓热双手，用中指指端按压宝宝手腕上的神门穴，先向下按压，同时旋揉，再轻轻地按揉。反复操作30次左右，左右手交替进行。

10 点揉内关

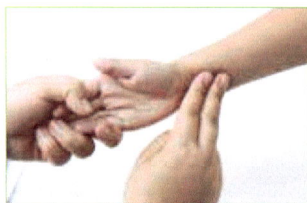

一只手握住宝宝的手掌，用另一只手的食指与中指点揉宝宝的内关，两侧手臂交替点揉。每侧各点揉1分钟。

11 推擦涌泉穴

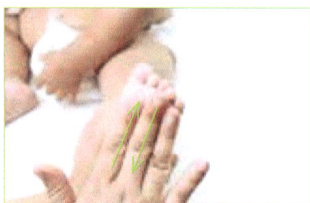

妈妈搓热手掌，一手握住宝宝脚踝固定，另一手以全掌上下推擦宝宝的涌泉穴，反复推擦50～100次。

12 按揉心俞穴

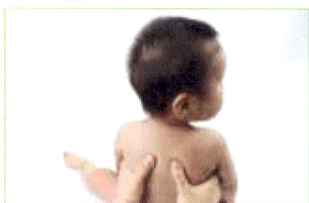

让宝宝俯卧或者端坐，妈妈将双手拇指指腹分别置于宝宝背部的两侧心俞穴，并做回环按揉，反复操作50～100次。

爱心抚触

1 捻手指

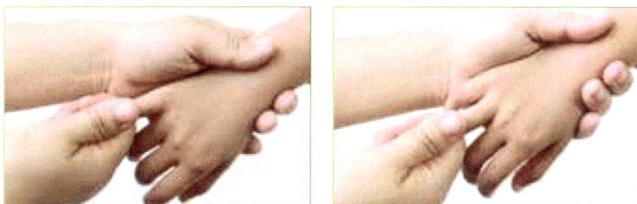

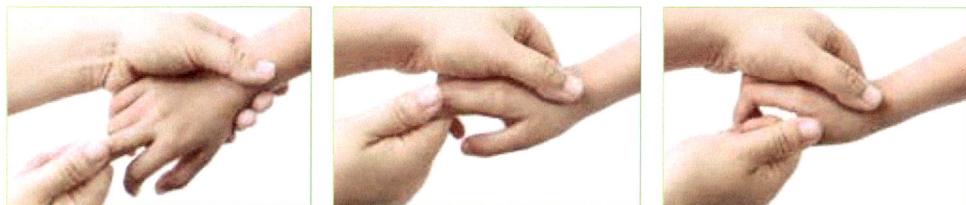

让宝宝端坐，妈妈搓热双手，用拇指与食指捏住宝宝的手指，从小指开始，依次捻宝宝的无名指、中指、食指、拇指等，从指端捻至指根。连续操作3～5遍，双手交替操作。

2 拿捏大足趾

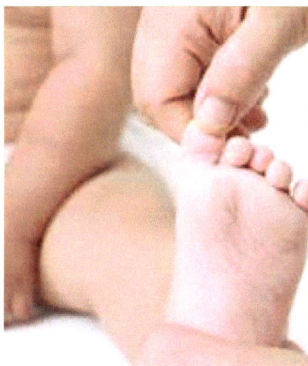

妈妈用拇指与食指拿捏住宝宝的拇趾，并用拇指指腹轻轻地压住宝宝的踇趾底面，并用力旋揉3分钟左右。再换另一脚的踇趾。

3 挠抓头皮

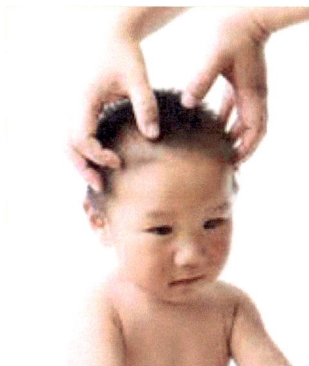

妈妈将双手的五指伸开，用手指头在宝宝的头皮上轻轻挠抓，先前后方向挠抓，再左右方向挠抓，最后转圈挠抓，一般5～10分钟即可，每天早晚各挠抓一次。

贴心叮咛

◎ 拿捏蹈趾时，最好可以在宝宝临睡前操作，有助于睡眠，还可帮助放松大脑，促进大脑发育，增长智力等。

◎ 按摩脸上的穴位时，若是宝宝不愿坐着，躺着也可以操作。

◎ 按摩宝宝背部穴位较多，若是时间太久，不妨休息一会儿再继续按摩，以免宝宝不耐烦。

◎ 推摩宝宝身体的某一部位时，力度可稍轻些，以宝宝皮肤微微发红、发热为宜。

◎ 摇动宝宝的关节时，最好按照一定方向进行，宝宝会感觉更舒服。

爸爸妈妈帮帮忙：BABY 健康日常养护须知

◎ **多吃些健脑益智的食物：**尤其要多吃些富含DHA的食物，比如桂圆、花生、小米、坚果类食物、海藻类食物、鱼类以及豆类、豆制品等。

◎ **少吃甜食、腌制食品：**因为这两类食物中均具有使大脑反应变得迟钝的因子，故年龄越小的宝宝越要避免食用这类食物。

◎ **多与宝宝进行健脑益智的互动游戏：**比如画画、剪纸、贴纸等，通过双手协调能力的锻炼，进一步促进大脑发育，增进大脑细胞的活力，使小脑袋变得更聪明、反应更快。

◎ **多带宝宝进行户外运动：**户外空气往往更加新鲜，尤其是公园、果园、青山绿水等户外场所，可使宝宝的大脑呼吸到新鲜的空气，时刻保持清醒，还能使大脑细胞得到锻炼，更富有活力等。

◎ **保证充足的睡眠：**睡得好，身体发育更加旺盛，大脑细胞的活力也会越来越强，大脑运作能力也变得很快，从而有助于提升智力、促进大脑发育等。

强身健体

婴幼儿时期的生理与病理特点决定了宝宝抵抗力较差，寒暖基本不能自我调理，饮食也不能自我约束，故特别容易受到外邪侵入，甚至会被饮食所伤。而且婴幼儿的病情变化莫测，经常表现出易虚、易实、易寒、易热等，若不能及时地得以调治，病情极有可能会恶化。当然，婴幼儿本身就生机勃勃、充满活力，故在生病时往往自身的再生与修补能力比较强，加之病因单纯，基本不受七情所伤，故生病之后若是能及时地调治，一般还是比较容易痊愈的。此时不妨给宝宝进行简单的经络与穴位抚触或按摩，既不用担心药物的副作用，也不用操心喂药环节的麻烦。

经络及穴位按摩

1 揉太阳穴

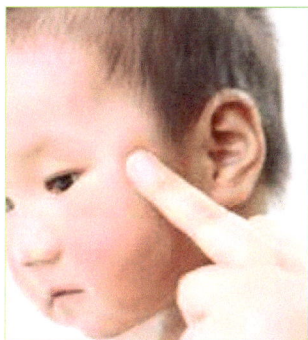

让宝宝端坐，妈妈一手固定宝宝的头部，另一手中指指端按揉宝宝的太阳穴，左右两侧穴位各按揉50次左右。

2 揉百会穴

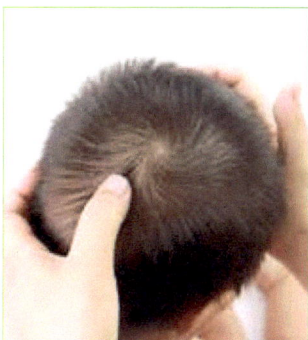

让宝宝端坐，妈妈用左手固定宝宝的头部，右手拇指指腹按揉宝宝头顶的百会穴，反复按揉50次左右。

3 补脾经

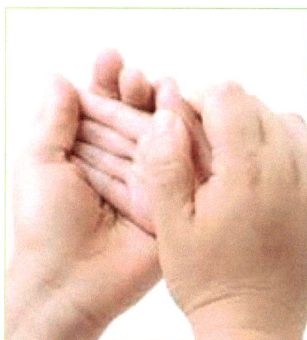

让宝宝端坐，妈妈一手握住宝宝的手使其掌心向上，另一手拇指指腹顺时针按揉宝宝的拇指指端。反复补脾经50～100次。

71

④ 按揉足三里穴

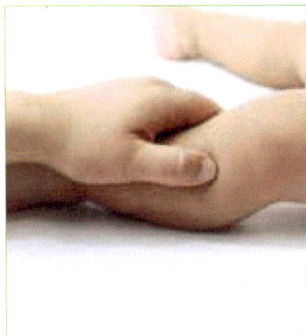

妈妈用一手拇指指腹按揉宝宝腿部的足三里穴，反复操作50次左右。

⑤ 推擦涌泉穴

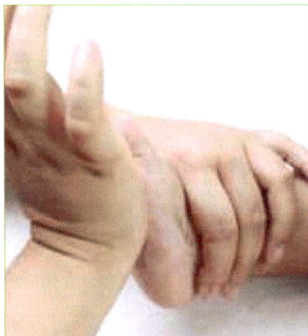

妈妈搓热手掌，一手握住宝宝脚踝固定，另一手以全掌上下推擦宝宝的涌泉穴，反复推擦50～100次。

⑥ 按揉外劳宫穴

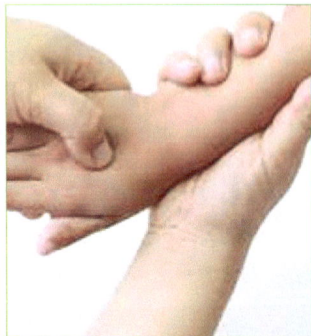

让宝宝端坐，妈妈左手握住宝宝的右手，然后用右手按揉宝宝的外劳宫穴50次左右。

⑦ 按压肩井穴

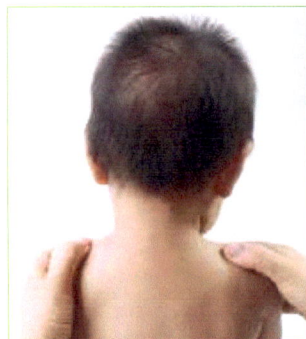

让宝宝端坐，妈妈用双手拇指指端分别按压宝宝颈部两边的肩井穴及其周围大筋5次左右。

⑧ 按揉膻中穴

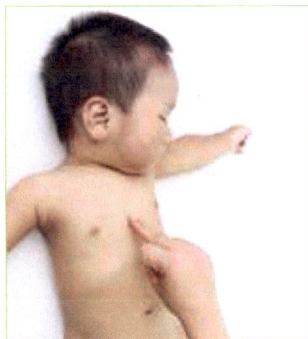

妈妈用中指指腹按照顺时针方向按揉宝宝两乳连线的中点膻中穴50次左右。

⑨ 捏脊

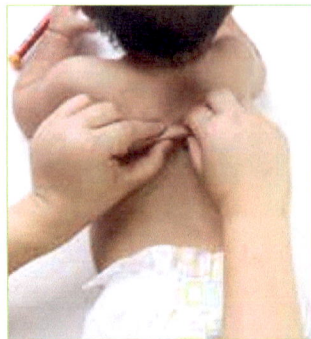

让宝宝俯卧，妈妈的拇指与其余四指相对用力，沿着背部的正中线，从尾骨处向颈部大椎处向上提捏脊柱，自下而上反复操作3次左右。

爱心抚触

① 摩腹

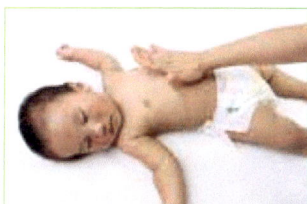

妈妈搓热双手，以四指或全掌抚摩宝宝的整个腹部，从左向右反复操作3分钟左右即可。

② 直推背部

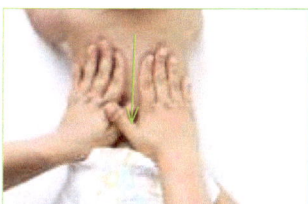

让宝宝俯卧，妈妈用手掌蘸取生姜汁，然后沿着脊柱两侧，从上而下推擦宝宝的背部，至手下感觉温热为宜。

③ 掌揉背部

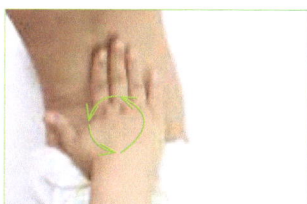

让宝宝俯卧，妈妈用全掌或掌根轻轻地揉动宝宝背部的脊柱及其两侧肌肉组织，至手下感觉温热为宜。

④ 横擦腰骶部

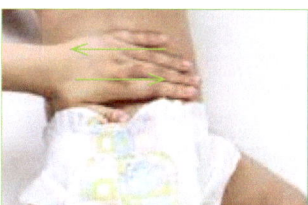

让宝宝俯卧，妈妈搓热掌心后以全掌着力，横擦宝宝背部的腰骶处，至手下感觉温热为宜。

贴心叮咛

◎ 抚触宝宝时，妈妈的双手基本都需要先搓热，甚至有时还需要涂上按摩介质，既保证宝宝温和，又避免宝宝皮肤受损。

◎ 提捏宝宝脊柱时，一般都是每拿捏3次，即可向上提拉1次皮肤或者肌肉。

◎ 宝宝尚不会坐着时，可以先由家长抱着按摩，操作起来更方便，宝宝通常也会更配合。若是宝宝舒服地睡着了，最好停止按摩或抚触。

爸爸妈妈帮帮忙：BABY 健康日常养护须知

◎ **新鲜的空气**：氧气充足，宝宝吸入后可改善心肺功能；空气中的温度、湿度以及气流等不断地刺激宝宝的表皮，大脑神经通过反射作用可提高机体调节体温的能力。所以，从这一角度看，宝宝应该适当进行户外运动。一般来说，半岁以上的宝宝每天户外运动的时间在15分钟左右即可，2岁以上的宝宝每天户外活动的时间可保持在1~3小时之间，甚至可以与玩游戏结合在一起。

◎ **阳光中紫外线可有效地帮助宝宝预防佝偻病**：阳光中的红外线则可使宝宝的皮肤血管扩张，促进全身血液循环，温暖周身。从这一角度看，满月后的宝宝就应该多抱到室外晒晒太阳了。一般来说，冬春季节上午10点左右，空气中的紫外线较强，宝宝可以少穿些衣服，多暴露些皮肤，多晒晒太阳。第一次晒太阳的时间不宜超过5分钟，之后再逐渐延长晒太阳的时间。

◎ **水流可促进全身血液循环**：增强宝宝体温的自我调节功能，水能帮助宝宝更好地抵制外界冷热的侵袭，还能消除疲劳，强身健体。所以，新生儿就可以适当地进行游泳锻炼。一般来说，不满周岁的宝宝可在医护人员的帮助下进行裸泳，而周岁宝宝就可以经常进行温水浴，水温以大人感觉不烫手为宜。

养肝明目

断奶后的宝宝饮食上稍有不慎就容易染上疾病，比如麻疹、风疹以及消化系统疾病。拉肚子就是婴幼儿常见的不适，多半是吸收障碍所致，加上消耗过多，肝脏的储存立刻变得不足，特别容易引发维生素A缺乏症，甚至会造成角膜软化症。所以此时要格外注意养肝，并要保护好双眼。保护视力、预防近视、明亮双眸，并非一朝一夕所成，需要家长们耐心、细心地对待。其中除了饮食与日常生活上多加注意之外，还可通过经络及穴位的合理按摩来养肝明目。

经络及穴位按摩

1 点揉太阳穴

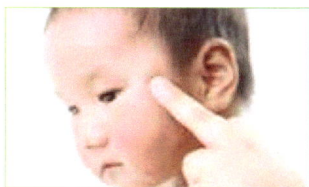

让宝宝端坐，妈妈一手固定宝宝头部，另一手中指端点揉宝宝一侧的太阳穴，左右两穴各点揉50次左右。

2 按揉阳白穴

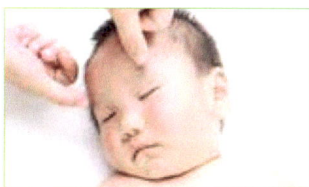

让宝宝端坐或平躺，妈妈的双手拇指指腹分别按压在宝宝额头处的两个阳白穴，用力按压并揉动，反复操作50次左右。

3 按揉攒竹穴

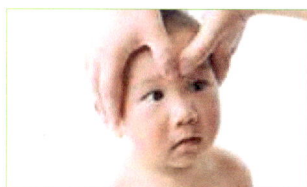

让宝宝端坐，妈妈的双手拇指指腹分别按压在宝宝前额处的两个攒竹穴，用力按压并轻轻地揉动，反复操作50次左右。

4 按揉丝竹空穴

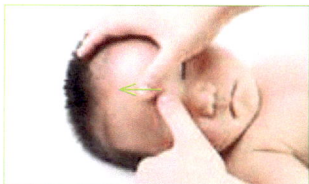

让宝宝端坐或平躺，妈妈以拇指指腹按压在宝宝眉梢的丝竹空穴，并轻轻地揉动，反复操作50次左右。

5 按揉睛明穴

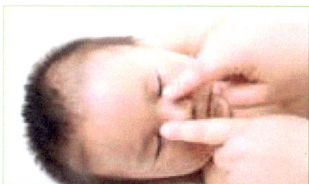

让宝宝端坐或平躺，妈妈以拇指或食指指腹按压在宝宝眼睛处的睛明穴，或者用拇指与食指各按压一穴并轻轻揉动，左右两穴各按揉50次左右。

6 按揉瞳子髎穴

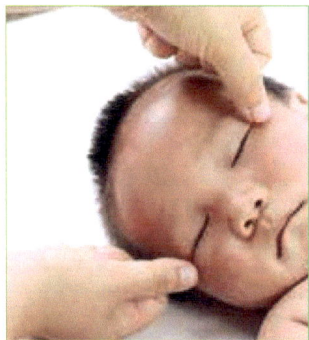

让宝宝端坐或平躺，妈妈以拇指或食指指腹按压在宝宝眼睛处的瞳子髎处，并轻轻地揉动，左右两穴各按揉50次左右。

7 点揉承泣穴

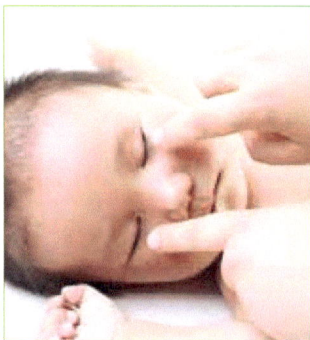

让宝宝端坐或平躺，妈妈以拇指或食指指端点揉宝宝眼睛下方的承泣穴，左右两穴各点揉50次左右。

8 点揉四白穴

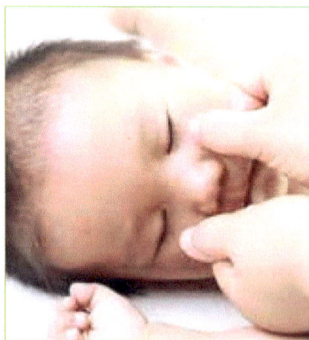

让宝宝端坐或平躺，妈妈以拇指或食指指端点揉宝宝眼睛下方的四白穴，左右两穴各点揉50次左右。

9 按揉风池穴

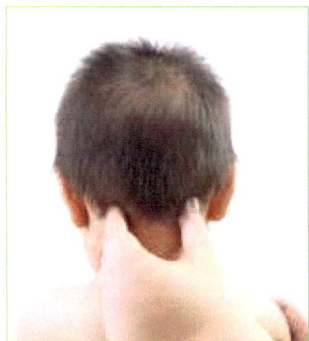

让宝宝端坐，妈妈的双手拇指、食指的指腹分别按压宝宝头部两侧的风池穴，反复操作50次左右即可。

10 开天门

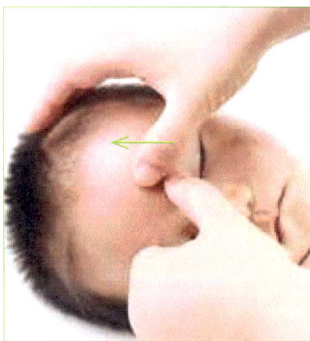

让宝宝端坐或平躺，妈妈用两手拇指指腹从宝宝的两眉连线中点处，从下至上推至前发际处，反复推摩50次左右。

11 推坎宫

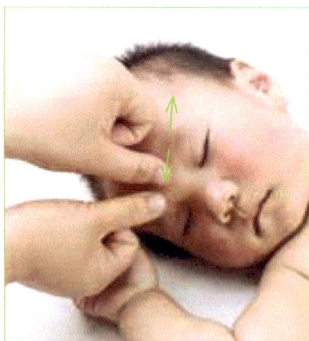

让宝宝端坐或平躺，妈妈用两手拇指指端的桡侧，从宝宝的眉头开始向眉梢做直线分推，反复操作30~50次。

爱心抚触

1 抹眼眶

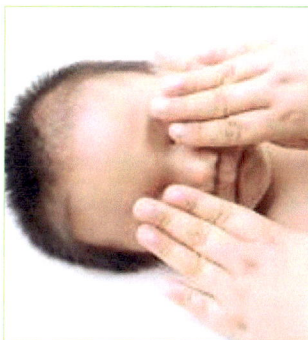

让宝宝端坐或平躺，妈妈双手四指指腹分别按压在宝宝的双眼眼眶上，然后四指并拢，慢慢推摩眼眶，并轻轻按压眼球。反复操作3分钟左右即可。

2 捏耳垂

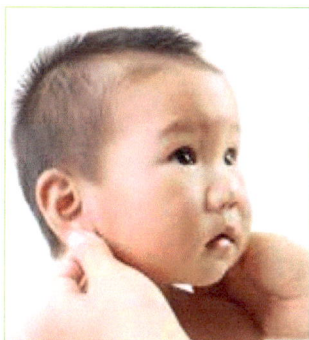

让宝宝端坐，妈妈双手拇指与食指指腹捏住宝宝耳垂正中，其余三指自然并拢弯曲，然后有节奏地揉捏耳垂。左右两个耳垂交替拿捏，反复操作50次左右。

3 捏按双腿内侧

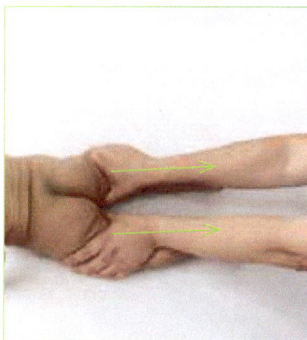

让宝宝俯卧，妈妈双手放在宝宝两腿根部内侧，从腿根、膝部到足踝轻轻捏按，注意左右对称。

4 推揉腿内侧

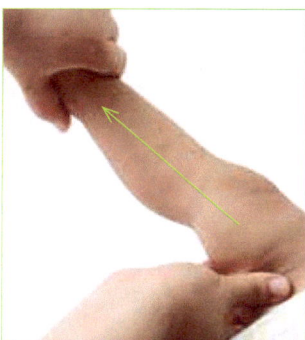

让宝宝仰卧，妈妈用一只手轻轻推着宝宝的脚后跟，从腿根处沿着腿的内侧往脚的方向轻轻按摩。

贴心叮咛

◎ 按揉眼部穴位时，手法要轻柔，指甲要修剪干净，双手要保持清洁。

◎ 若是宝宝突然哭闹起来请立即停止按摩，待宝宝安静下来后再行按摩，以免误伤宝宝的眼睛。

◎ 按摩宝宝头上的穴位时，通常都得一手扶着宝宝的头部以便于固定，另一手轻轻地按摩穴位及其周围。

爸爸妈妈帮帮忙：BABY 健康日常养护须知

◎ **收起危险物品：** 婴幼儿的好奇心与模仿力相对较强，爸爸妈妈最好不要将剪刀、小刀、削尖的铅笔等尖锐物品放在宝宝能够得着的地方，以免宝宝误伤自己的眼球。

◎ **多吃养肝护肝食物：** 多给宝宝喂食一些具有养肝护肝作用的食物，比如动物肝脏、豆制品、胡萝卜、红薯、菠菜、草莓以及牛奶等。

◎ **少吃酸食、甜食：** 避免让宝宝吃太多酸味食物、甜食等，因为这类食物往往容易在血液中产生大量的酸，从而影响人体对钙离子的吸收，降低眼球壁的弹性，特别容易引起近视。

◎ **帮助宝宝多望高处、远处：** 其中放风筝就是不错的游戏互动方式。它可让宝宝的视线延伸或转移至高远处，从而调节眼肌，使其得到充分的休息或放松。除此之外，还可让宝宝多看看绿色，有助于让眼睛得到充分的休息，并帮助视力恢复。爸爸妈妈不妨利用闲暇时间带宝宝去草地、山坡、森林公园等地，养眼又养心。

强健脾胃

脾为后天之本，乃气血生化之源；胃乃水谷之海，主要负责消化食物。然而，婴幼儿的脾胃功能较差，消化吸收能力也没有那么发达，加上婴幼儿本身寒暖不能自我调节，特别容易被日常饮食所伤，脾胃功能更容易失调，经常会出现呕吐、疳积、腹痛、腹泻等不适。另外，脾胃一旦失调，功能稍有偏失，营养就难以输布全身，肺、肾等脏腑功能势必受到影响，最终就连婴幼儿的生长发育都会受到阻碍。日常生活中，若想要使宝宝的脾气健旺、胃动力十足，就得注意调理脾胃。对此，除了要注意日常饮食之外，还可通过特定经络与穴位的抚触与按摩来强健脾胃。

经络及穴位按摩

1 补脾经

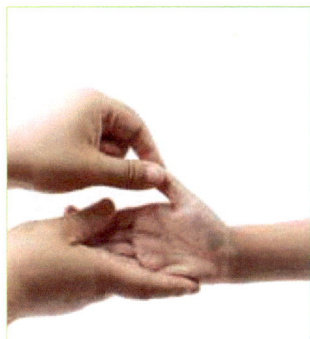

让宝宝端坐，妈妈一手握住宝宝的手使其掌心向上，另一手拇指指腹按揉宝宝的拇指指端，也可沿着拇指桡侧赤白肉际慢慢地向指根方向按着直线推揉。反复补脾经50～100次。

2 补胃经

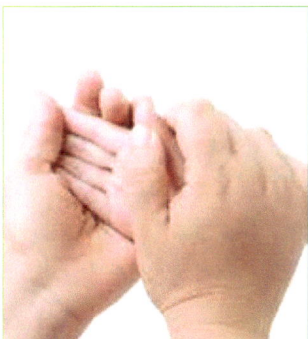

让宝宝端坐，妈妈一手拇指、食指固定住宝宝的拇指及其指掌关节，另一手的拇指指腹或绕侧面推揉宝宝的拇指指端。反复补胃经50～100次。

3 补心经

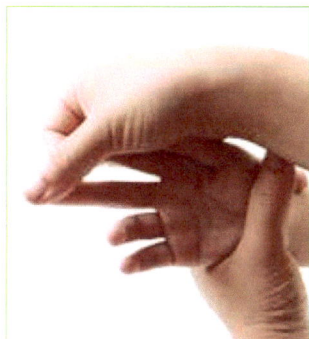

让宝宝端坐，妈妈一手握住宝宝的手使其掌心向上，另一手拇指指腹顺时针按揉宝宝中指指端。反复补心经200次。

4 推大肠经

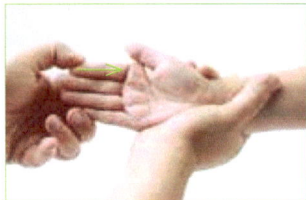

让宝宝端坐，妈妈用一手拇指指腹推揉宝宝的大肠经，即由食指指尖外侧向虎口，沿着直线推摩50次左右。

5 揉中脘穴

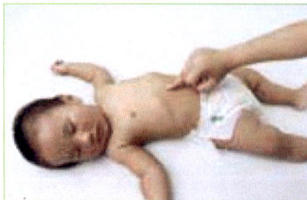

妈妈用一手中指指腹按照顺时针方向按揉宝宝腹部的中脘穴，反复操作50～100次。

6 揉天枢穴

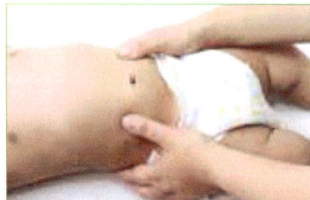

妈妈双手拇指指腹分别置于宝宝腹部两侧的天枢穴，然后按照顺时针或逆时针方向揉动，反复操作50～100次。

7 揉丹田穴

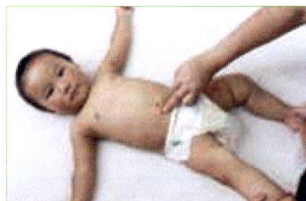

妈妈用一手中指指腹轻轻揉动宝宝腹部的丹田穴，反复操作3分钟左右即可。

8 按揉足三里穴

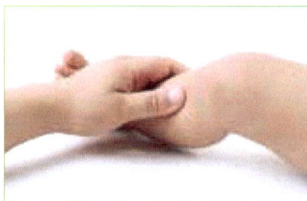

妈妈用一手拇指指腹按揉宝宝腿部的足三里穴，反复操作50次左右。

9 按揉脾俞穴

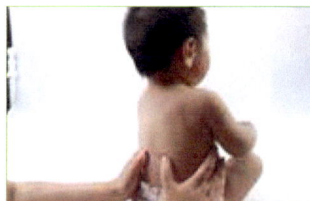

让宝宝俯卧或端坐，妈妈双手拇指指端置于宝宝背部两侧的脾俞穴，然后轻轻地揉动，反复操作50次左右。

10 按揉胃俞穴

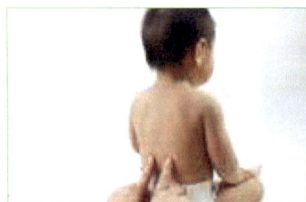

让宝宝俯卧，妈妈双手拇指或食指指端置于宝宝背部两侧的胃俞穴，然后轻轻地揉动，反复操作50次左右。

11 捏脊

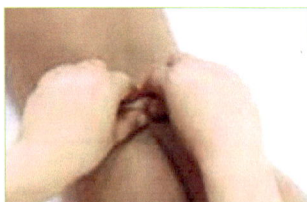

让宝宝俯卧，妈妈的拇指与其余四指相对用力，沿着背部的正中线，从尾骨处向颈部大椎处向上提捏脊柱，自下而上反复操作3次左右。

爱心抚触

1 揉脐

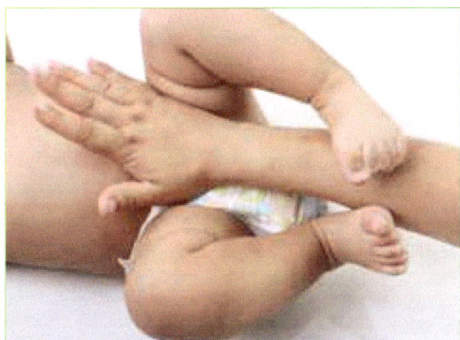

妈妈以一手中指指端或掌根轻轻地按揉宝宝的肚脐；也可用拇指、食指以及中指同时抓住宝宝的肚脐并抖揉，反复操作50～100次。

2 摩腹

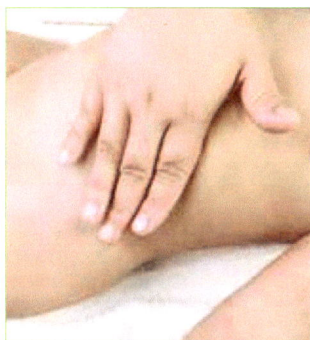

妈妈搓热双手，以四指或全掌抚摩宝宝的整个腹部，从左向右反复操作3分钟左右即可。

3 拍打腿内侧

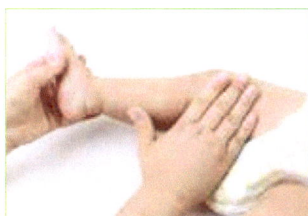

让宝宝仰卧或者端坐，妈妈一手握住宝宝脚踝，另一手手掌拍打宝宝的腿内侧，从上到下，再从下到上重复往返拍打，每条腿拍约2分钟。

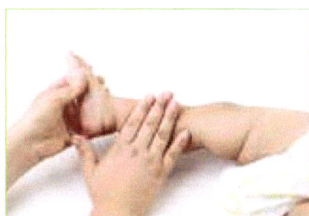

妈妈搓热双手，以四指或全掌抚摩宝宝的整个腹部，从左向右反复操作3分钟左右即可。

4 拍打腿前侧

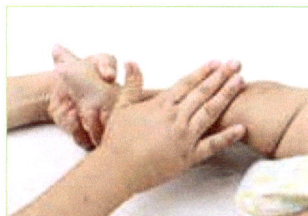

让宝宝仰卧或者端坐，妈妈一手握住宝宝脚踝，一只手手掌拍打宝宝的腿前侧，从上到下，再从下到上重复往返拍打，每条腿拍约2分钟。

贴心叮咛

◎ 手指上的经络较多，而且名称特别容易混淆，故在按摩时千万别搞错手指，也别弄错位置，按摩方向也别弄混了，以免适得其反。

◎ 揉脐也好，摩腹也罢，只要是腹部周围的穴位或者部位，最好按照一定的方向按揉，效果会更加明显，宝宝也会觉得更加舒服。

◎ 捏宝宝脊柱时，要么从上至下，要么从下向上，按照顺序一步一步进行，千万别着急，要有耐心。

◎ 按摩宝宝背部的穴位时，宝宝若是不愿意俯卧或者趴着，也可面对面地抱着宝宝，这样宝宝也会较为舒服点，只是操作起来没那么方便。

爸爸妈妈帮帮忙：BABY 健康日常养护须知

◎ **保证饮食卫生：** 婴幼儿经常会不自觉地把手放进嘴里，极有可能会将各种病原微生物带入口中，所以平时要勤给宝宝洗手；餐具、食物也得保证清洁。

◎ **少喝饮料：** 饮料喝多了，容易产气，致人打嗝、腹胀，胃也会被撑开，整体感觉不舒服。尤其是冰镇饮料喝多了，对脾胃的伤害更大。

◎ **多喝可健脾胃的粥：** 药补不如食补，日常生活中，妈妈不妨给宝宝多做些枣麦粥、莲子粥、肉汤粥、山药粥等，对脾胃好处多，营养价值还很高。当然，这些粥也不能天天喝、顿顿喝，要夹杂在宝宝的日常饮食中不断地变换口味与花样。

◎ **避免不合理用药：** 一些消炎、镇痛类西药，比如阿司匹林、消炎痛、红霉素等，不宜给宝宝随意服用，更不可在短时间内大量给宝宝服用。因为这类药物多半会给胃肠道带来极大的刺激，甚至会导致宝宝恶心、呕吐等，长期下去会影响宝宝的消化系统功能而造成营养不良。

舒筋增高

父母都希望自己的孩子长得高高壮壮的，一般来说，婴幼儿时期身高发育正常，成人之后就可达到应有的高度。事实上，孩子的身高与骨骼发育密不可分，尤其与大腿的股骨、小腿的胫骨以及腓骨等发育情况息息相关。骨骼的发育自然离不开充足的营养，但从某种角度看，婴幼儿时期的抚触与按摩可谓是骨骼发育长高的推进器。中医认为，肾主骨，肾乃先天之本，脾乃后天之本，故应以推拿肾经及其相关穴位、部位为主，并同时推拿脾胃上的穴位等。

经络及穴位按摩

① 拿捏太溪穴

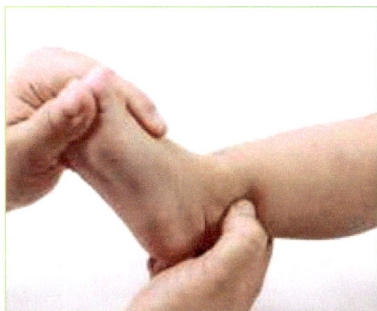

妈妈用拇指、食指拿捏住宝宝的脚跟，再用拇指指腹轻轻按压在宝宝脚上的太溪穴，然后食指与拇指相对拿捏住太溪穴，一拿一放操作50次左右，再换另一脚重复操作。

② 擦七节骨

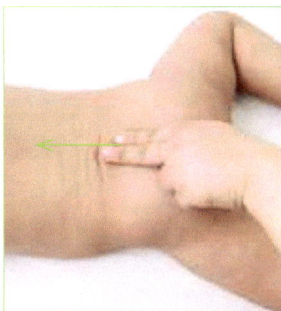

让宝宝俯卧，妈妈食指和中指并拢沿着宝宝背部的七节骨来回推擦，至宝宝的皮肤微微发热为宜。

③ 揉命门穴

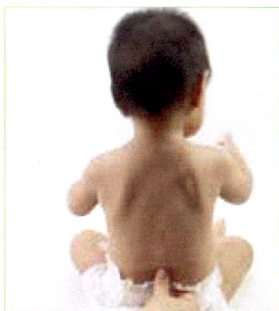

让宝宝俯卧或端坐，妈妈用拇指指腹在宝宝背部的命门穴按揉，可按顺时针也可逆时针方向旋转揉动，反复操作2分钟即可。

4 按揉涌泉穴

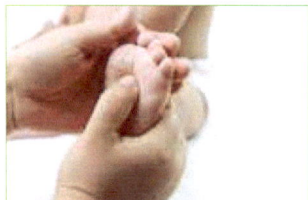

妈妈用拇指指腹按压宝宝足底的涌泉穴，并可做轻微的旋转揉动，反复操作2分钟即可。

5 推运足底肾区

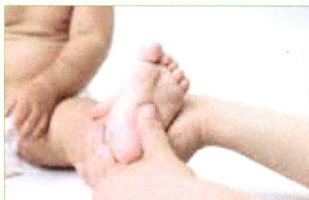

妈妈用拇指指腹用力推运宝宝足底的肾区，左右脚各推运3分钟左右，至宝宝足底微微发热即可。

6 捏脊

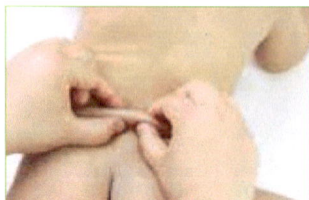

让宝宝俯卧，妈妈的拇指与其余四指相对用力，沿着背部正中线，从尾骨处向颈部大椎处向上提捏脊柱，自下而上反复操作3次左右。

爱心抚触

1 拿捏腿部

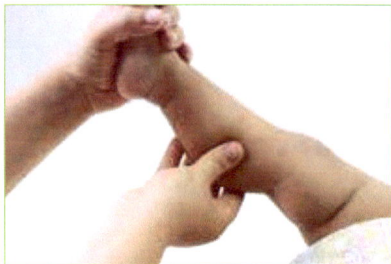

妈妈搓热双手，用拇指与其余四指拿住足踝部，然后经过小腿，一直拿捏至宝宝的大腿根部，再换腿重复操作。

2 搓腿

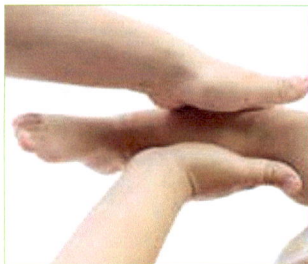

妈妈搓热双手后捧住足踝，由下而上地搓揉宝宝的大腿，至大腿根部为止。再换腿重复操作，反复搓腿3分钟左右。

❸ 摇四肢关节

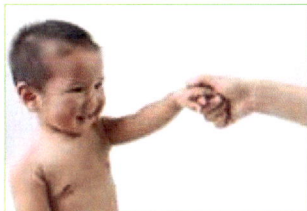

妈妈用手固定宝宝的手或脚，开始有节奏地摇动宝宝的手腕或手肘、脚腕或膝盖等。

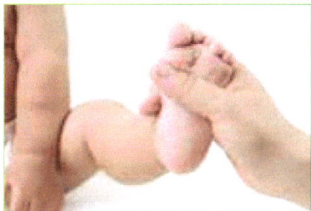

❹ 擦背

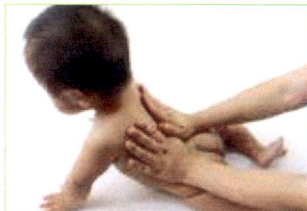

让宝宝俯卧或端坐，妈妈搓热手掌，将双手手掌同时置于宝宝的臀部，然后慢慢地向上推擦，至两侧颈肩部即可，反复操作3遍即可。

贴心叮咛

◎ 推擦宝宝背部的七节骨时，力度不宜过大，以免擦伤宝宝娇嫩的皮肤。最好可以事先将双手抹上杏仁油或者紫草油。

◎ 按摩宝宝足底反射区或穴位时，力度可以稍微大一些，一般以宝宝可耐受不哭闹为宜，效果会更佳。

◎ 搓腿或擦背时，力度以宝宝皮肤微微发红为宜，这样效果最佳，还不至于弄疼宝宝。

补肾益气

　　婴幼儿时期正是生长发育最快的阶段，而且年龄越小生长发育得越快。其中，肾乃先天之本，控制着人体的生长发育。换句话说，婴幼儿的健康成长，基本就得仰仗于旺盛的肾气。另外，肾藏精，精生髓，髓充骨而上达于大脑，精足则人聪明。肾气不足的话，生长发育必然会受到一定的影响，甚至会出现五软、五迟等问题。为了使婴幼儿肾气充足，除了要重点补肾之外，还得健脾，因为脾气充盛则肾精与肾气也跟着旺盛起来，肾气又反过来可以帮助脾更好地发挥运化功能。

经络及穴位按摩

1 按揉内劳宫穴

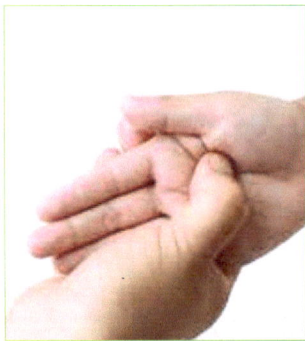

2 点按气海穴

3 点揉三阴交穴

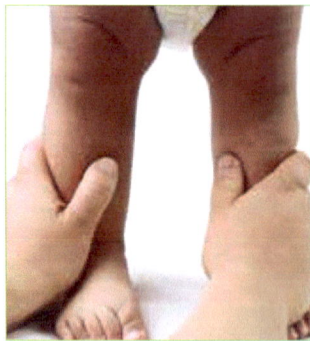

让宝宝端坐，妈妈一手握住宝宝的手使其掌心向上，另一手拇指制度按揉宝宝手掌的内劳宫穴，左右手交替操作50次左右。

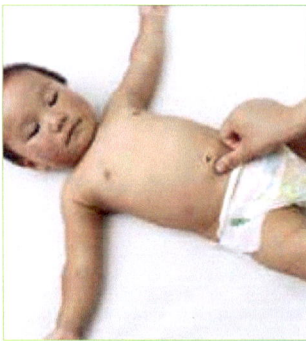

妈妈用拇指指端点按宝宝腹部的气海穴，反复点按2分钟左右。

妈妈用双手拇指指腹按揉宝宝腿上的三阴交穴，反复操作1分钟左右。

④ 点按太溪穴

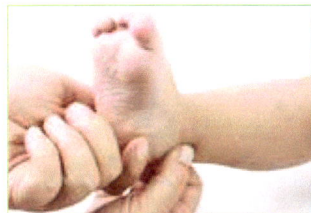

妈妈用拇指指腹点按宝宝脚上的太溪穴，左右脚交替操作1分钟左右。

⑤ 擦涌泉穴

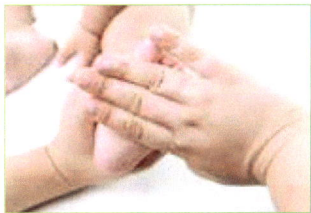

妈妈搓热手掌，用整个手掌推擦宝宝脚底的涌泉穴，左右脚交替操作1分钟左右。

⑥ 按揉肾俞穴

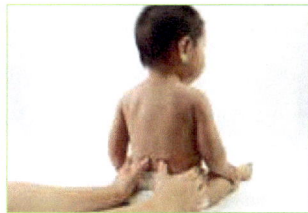

让宝宝俯卧或端坐，妈妈用两手拇指指腹同时按在宝宝背部两侧的肾俞穴，并轻轻地按揉2分钟左右。

⑦ 按揉命门穴

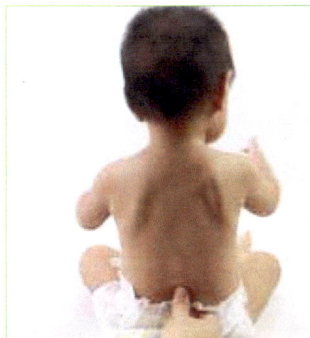

让宝宝俯卧或端坐，妈妈用拇指指腹按揉宝宝背部的命门穴，反复操作50次左右。

⑧ 横擦八髎穴

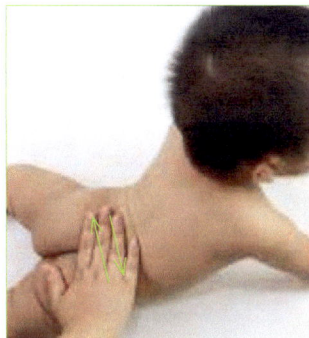

让宝宝俯卧，妈妈搓热双手后用小鱼际横擦宝宝背部的八髎穴，至手下感觉温热为宜。

爱心抚触

1 摩囟门

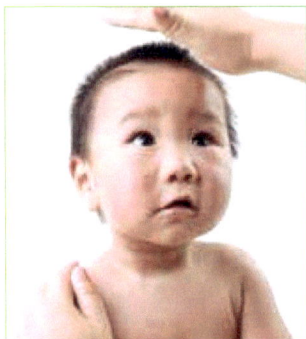

让宝宝端坐,妈妈将一手的食指、中指、无名指并拢,轻轻地按揉宝宝头顶的囟门处,反复操作50次左右。

2 分推囟门

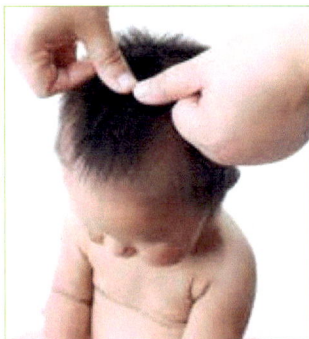

让宝宝端坐,妈妈以两手拇指指腹从宝宝的囟门处分别向两旁分推,反复操作50次左右。

3 摩丹田

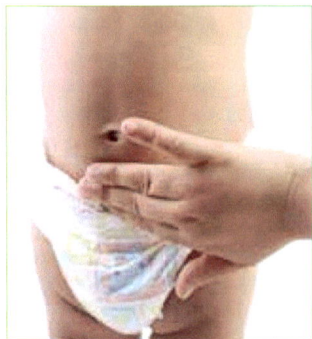

妈妈用食指、中指、无名指三指指腹轻轻地推摩宝宝的丹田穴,反复操作3分钟左右。

4 拍打腿内后侧

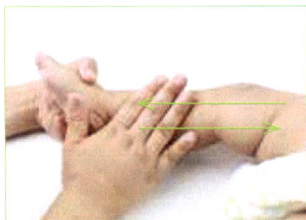

让宝宝仰卧或者端坐,妈妈一手握住宝宝脚踝,一只手手掌拍打宝宝腿的内后侧,从上到下,再从下到上重复往返拍打,每条腿拍约2分钟。

5 搓擦腰部

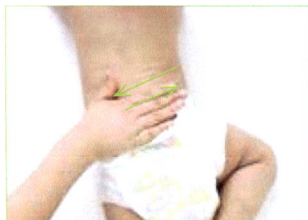

让宝宝俯卧,妈妈五指并拢,手掌横着贴于腰部肌肤上,来回推擦约2分钟。

贴心叮咛

- ◎若是宝宝的囟门尚未闭合，不宜摩囟门或者分推囟门，以免给囟门闭合带来麻烦。
- ◎横擦八髎穴时，妈妈最好双手抹上按摩介质，以免给宝宝的皮肤造成伤害。
- ◎按揉宝宝腹部周围的穴位时，手法宜轻些；足部穴位按摩时，力度可稍微重一些。
- ◎按摩宝宝背部穴位时，最好可以在宝宝前面放一个心爱的玩具，以免宝宝不配合。

爸爸妈妈帮帮忙：BABY 健康日常养护须知

◎ **多吃黑色食物**：黑色入肾，日常生活中，不妨给宝宝多喂食些黑色食物，比如黑木耳、黑米、黑豆、香菇、黑芝麻等，而且用这些食材炖汤或者做粥，更有利于宝宝的消化吸收，补肾效果更佳。

◎ **多让宝宝动小手**：日常生活中，爸爸妈妈可以多与宝宝做勾手指的牵拉运动，这样有利于补肾。甚至可以让稍大点的宝宝提提水桶、水壶等来强肾益气。

安心宁神

婴幼儿总是睡不安稳，睡着之后特别容易惊醒，有时甚至会大哭不止，这是怎么回事呢？这是宝宝对突然发生的强烈刺激无法适应的表现，往往宝宝会表现得异常惊恐。换句话说，这是宝宝心神不宁的反应，多半与宝宝脾常不足、肝常有余、肾脏亏虚有关。婴幼儿时期的孩子多半属于纯阳体质，脏腑特别娇嫩，阴气基本不足，特别容易受到外邪的侵入，而且受邪之后特别容易化热、化火，热大了就会生风，风火互相煽动，肝风就会被引发。另外，宝宝的肝气往往也不足，胆气最弱，听见任何风吹草动或者看到任何异物，精神就容易失守。甚至日常生活中宝宝稍有不慎、乳食不节，就会伤及脾胃，久而久之导致肝血不足，最终引发心神不宁。可见，一旦出现心神不宁、注意力不集中等症状时，就应该及时地养心、肝、脾、肾等，其中正确的穴位与经络抚触或按摩就是不错的选择。

经络及穴位按摩

1 按揉四神聪穴

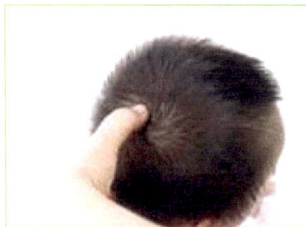

让宝宝端坐，妈妈用拇指指端依次轻轻地按揉宝宝头顶的四神聪穴，每个穴位反复按揉50次左右。

2 按揉安眠穴

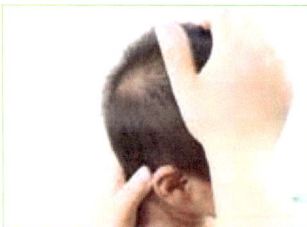

让宝宝端坐，妈妈一手扶着宝宝的头部以固定，另一手拇指指腹轻轻地按揉宝宝头部的安眠穴，也就是翳风穴与风池穴连线的中点处，反复操作50～100次。

3 清肝经

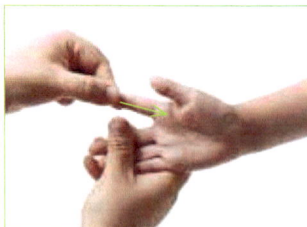

让宝宝端坐，妈妈一手握住宝宝的手使其掌心向上，另一手拇指指腹从宝宝的食指指端开始向食指指根慢慢地推摩，反复操作50～100次。

④ 按揉小天心

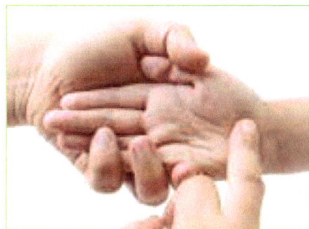

让宝宝端坐，妈妈一手握住宝宝的手使其掌心向上，另一手中指指端轻轻地按揉宝宝手掌的小天心，反复操作50～100次。

⑤ 清天河水

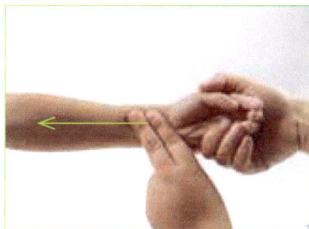

妈妈用食指、中指指腹从宝宝的腕部一直推擦至肘部，反复操作2分钟左右。

⑥ 按揉大椎穴

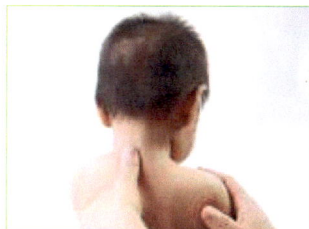

让宝宝端坐，妈妈用拇指指腹按照顺时针方向轻轻地旋转揉动宝宝颈部下方的大椎穴，反复操作约1分钟即可。

爱心抚触

① 按揉眉心

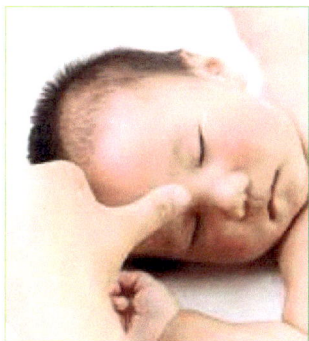

让宝宝端坐或平躺，妈妈用拇指或中指指腹轻轻地按揉宝宝的眉心，也就是两眉头连线的中点处，反复操作30～50次。

② 分推胸部

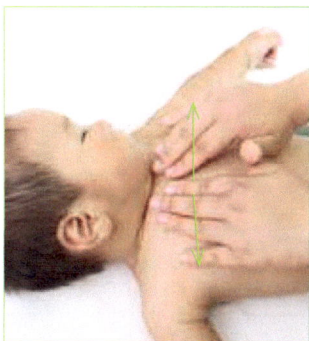

令宝宝仰卧，妈妈搓热双手，以双手手掌分别置于宝宝的天突穴两侧，然后沿着肋间隙从内向外分推至腋下，又由上而下推至乳根处。

③ 摩腹

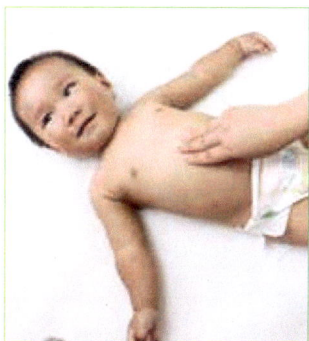

妈妈搓热双手，以四指或全掌抚摩宝宝的整个腹部，从左向右反复操作3分钟左右即可。

1 直推背部　　**2** 推搓腰部　　**3** 叩击背部

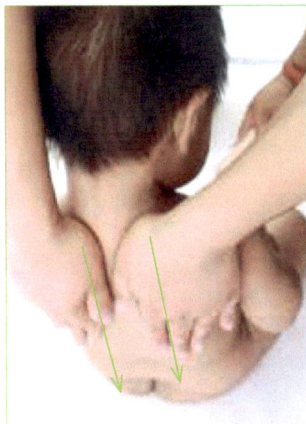

让宝宝俯卧或端坐，妈妈用手掌蘸取生姜汁，然后沿着脊柱两侧，从上而下推擦宝宝的背部，至手下感觉温热为宜。

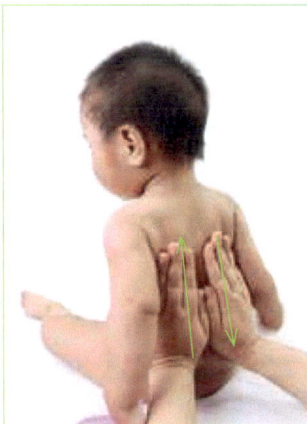

让宝宝俯卧或端坐，妈妈用手掌蘸取生姜汁，然后沿着脊柱两侧，用手掌推搓宝宝的腰部，至手下感觉温热为宜。

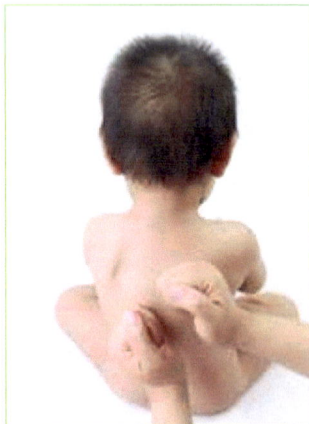

让宝宝俯卧或端坐，妈妈以虚掌轻轻地叩击宝宝的脊柱两侧，也就是叩击背部、腰骶部的肌肉，反复操作5遍左右即可。

贴心叮咛

◎ 叩击宝宝背部的时候，手法可以稍微强一些，以宝宝可承受为准。

◎ 若是没有生姜汁，也可以用杏仁油、橄榄油等按摩介质代替。

◎ 宝宝的胸腹部位可承受力相对较弱，故在抚触或按摩时手法稍微柔和些，力度稍微轻一些，动作连续一些。

◎ 按摩宝宝眉心时，因为靠近眼睛，所以手部清洁较为重要，更要注意控制好宝宝的头部，以免误伤宝宝的双眼。

◎ 按摩宝宝大椎穴时，可能需要宝宝稍微低头，所以最好可以用一手来辅助帮忙或者拿玩具逗宝宝低头。

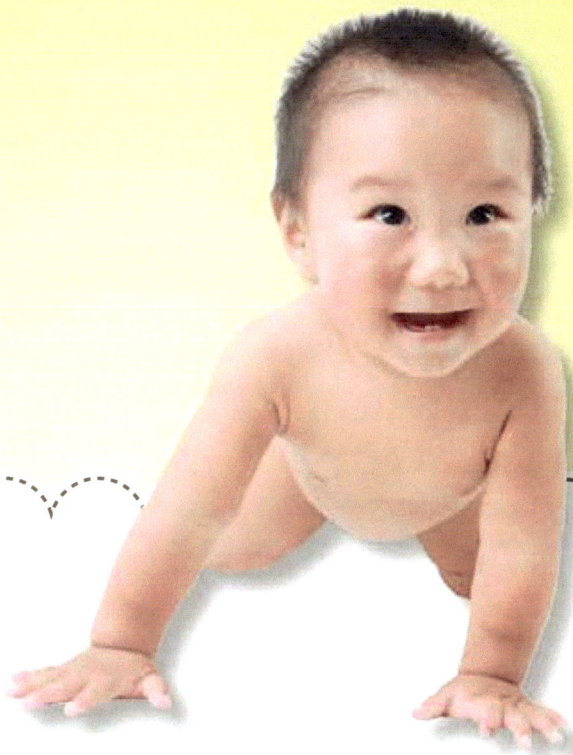

第四章

常见病篇：
指指点点，让宝宝远离疾病困扰

　　宝宝在成长过程中，难免会患上一些常见病。有些家长遇见宝宝生病的情况会特别紧张，有的甚至不知所措，还有一些家长只要宝宝有一些头疼脑热，就迫不及待地给宝宝吃药，或是送宝宝去打针。岂不知，宝宝经常吃药或打针，不仅不会对宝宝的身体有帮助，反而会让宝宝的身体产生抗药性，长此以往宝宝的身体会变得越来越差。生活中，一些常见病完全可以通过穴位按摩来治疗，下面就为各位家长朋友介绍几种常见病的按摩治疗方法。

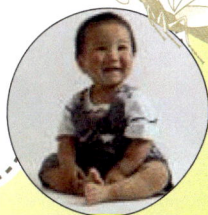

感冒

宝宝疾病诊疗室

☆感冒一年四季都可能发生，宝宝患病后容易出现鼻塞、打喷嚏、流鼻涕、头痛、发热等症状。

☆多数宝宝会因为感冒而引起其他炎症，例如鼻炎、扁桃体炎、咽炎、喉炎等。

☆通常感冒给宝宝带来的症状都比较轻，但是如果宝宝体质较弱，症状就可能更加严重，还可能会引起其他炎症，例如结膜炎、中耳炎等。

☆感冒多数是因为病毒感染造成的，少数是由细菌感染造成的。

☆感冒引起的发热，严重时还会引起宝宝抽风、腹泻、呕吐等症状。

☆宝宝睡眠不好，食欲不振，常会烦躁不安。

经络及穴位按摩

1 推三关

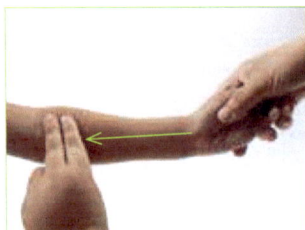

用食指与中指按在宝宝的三关上，再开始推三关。每次推500次。

2 按揉外劳宫

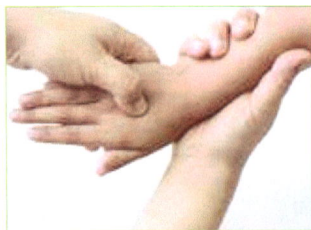

用左手握住宝宝的手掌，用手的拇指放在宝宝的外劳宫上，用力按揉。每次按揉100次。

3 提拿肩井

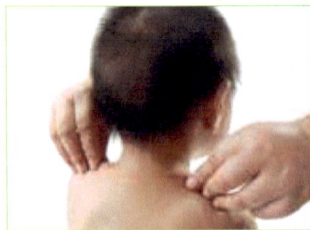

将双手放在宝宝的肩井上，慢慢地向上提拿肩井部位的肌肉。每次提拿5～7次。

④ 清肺经

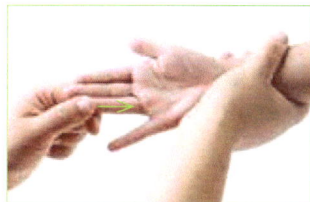

用拇指按住宝宝的无名指指面上，朝着宝宝手掌的方向直线推动。每次推300次。

⑤ 分推膻中

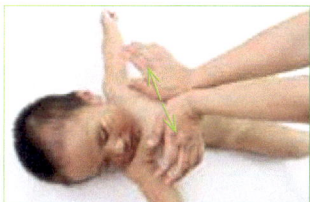

膻中位于宝宝两个乳头连线的中点上。按摩时用双手按在宝宝的膻中上，再向两边慢慢地分推。每次分推100次。

⑥ 推搓背

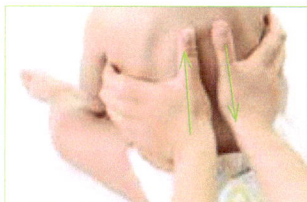

用手掌蘸取少量的生姜汁，沿着宝宝脊柱两侧的膀胱经，用大鱼际的位置着力，慢慢地推搓宝宝的腰背部，直到宝宝腰背部的皮肤发红为止。

⑦ 按摩头部

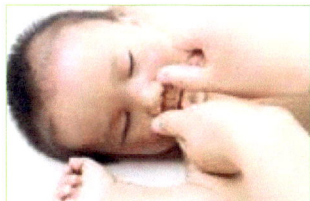

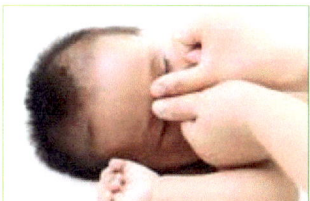

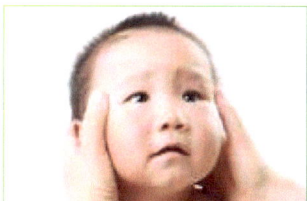

先用双手的拇指，推宝宝的迎香穴20～30次，然后推宝宝的印堂，最后按摩宝宝的太阳穴。按摩头部穴位，次数可以反复数遍，一直到头部皮肤发红为止。

⑧ 点揉曲池、合谷

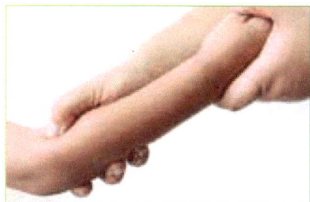

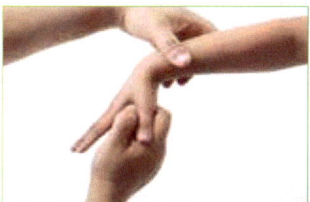

用拇指与食指捏住宝宝的曲池穴，点揉宝宝的曲池穴，再用同样的方法点揉宝宝的合谷穴，每个穴位按摩1～3分钟。

爱心抚触

1 按摩面颊

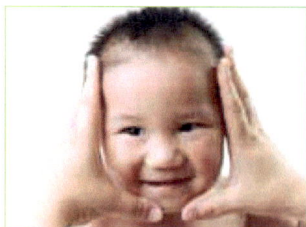

双手将宝宝的头部固定住,用拇指从宝宝的下巴开始,沿着宝宝脸颊轮廓开始向外推压,一直推到宝宝的耳垂处停止。

2 扯摸耳垂

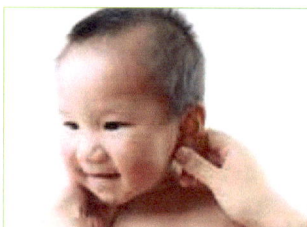

用拇指与食指同时捏住宝宝的耳垂,并且轻轻地按压宝宝的耳朵,再从耳朵的最上面一直拉扯到宝宝的耳垂处,拉扯一遍后再揉捏宝宝的耳垂。

3 胸部按摩

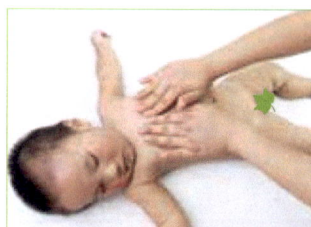

让宝宝仰卧,将双手放在宝宝的肋骨位置,右手向上滑动,一直滑向宝宝的右肩,再复原。之后,换左手滑向宝宝的左肩,之后在复原。反复这套动作3～4次。

贴心叮咛

◎ 如果宝宝的身体比较虚弱,按摩的时候建议手法要轻柔一些,避免用力过大对宝宝产生刺激。

◎ 平时要注意气温变化,随时给宝宝增减衣服。

◎ 饮食最好以清淡为主,感冒时应该多喝开水,多吃蔬菜和水果。

◎ 增强宝宝的户外活动,这样有助于提高宝宝的抗病能力。

咳嗽

宝宝疾病诊疗室

☆大多数宝宝刚开始表现为鼻塞、发热，干咳的时候有少量痰，但是咳嗽次数多了，痰也会随之增多。

☆宝宝精神萎靡，因为咳嗽的原因，宝宝睡眠质量下降，经常会哭闹。

☆经常出汗，脸色发红，口渴想喝水。

☆咳嗽严重的宝宝，还会出现食欲不振、恶心、呕吐等症状。

☆宝宝由于肺部组织分化不全的原因，肺部的弹力纤维不够发达，中枢神经系统发育不够完全，宝宝咳嗽久了很容易发展成肺炎。

☆咳嗽次数多的宝宝容易发生气喘、呼吸困难等症状。

经络及穴位按摩

1 拿捏风池

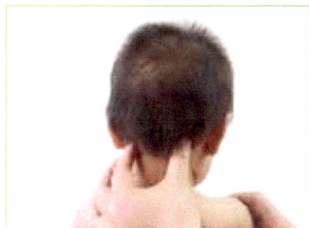

让宝宝取坐姿，用一只手固定住宝宝的头部或者扶住宝宝的肩，用另一只手的拇指与食指拿捏宝宝的风池。每次拿100次。

2 推太阳穴

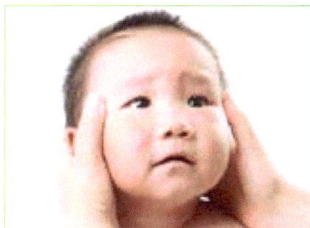

用双手的拇指分别按住宝宝的两个太阳穴，慢慢地推宝宝的太阳穴。每次推300次。

3 推大椎

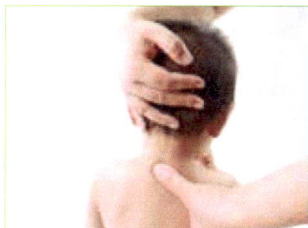

让宝宝保持坐姿，用一只手固定住宝宝的头部，另一只手按住宝宝的大椎穴，逐渐用力推宝宝的大椎穴。每次推1分钟。

④ 按揉肺俞

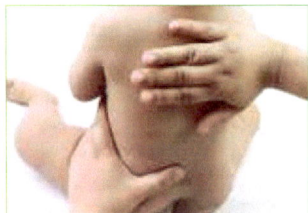

将五指并拢，放在宝宝的背部肺俞处，用手指按揉宝宝的肺俞。每次按揉5分钟。

⑤ 按揉膻中

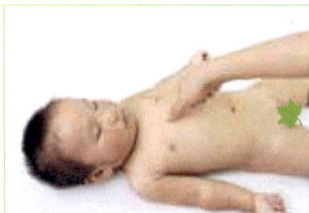

让宝宝仰卧，用拇指按住宝宝的膻中穴，缓缓地按揉宝宝的膻中。每次按摩1分钟。

⑥ 点揉天突

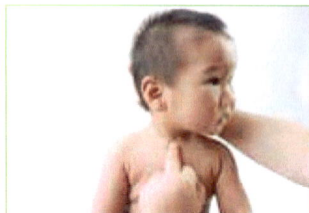

让宝宝仰卧或端坐，用拇指按在宝宝的天突穴上，慢慢地按揉宝宝的天突。每次按揉50次。

爱心抚触

① 背部抚触

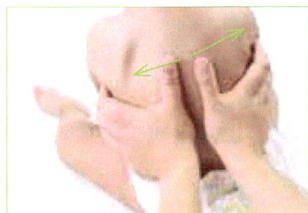

让宝宝趴在或坐在床上，用双手的拇指分别按在宝宝脊柱的两边，其他手指自然放在宝宝身体两侧。用拇指指腹从宝宝的脊柱两侧向身体两侧推，从肩部一直推向宝宝的尾椎，反复3～4次。

② 按摩背部

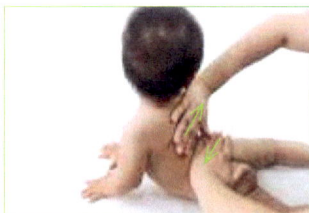

让宝宝趴在床上，双手五指并拢。将双手的手掌横放在宝宝的背部，手背微微向上拱起。从宝宝的颈部，一直推向宝宝的臀部，推的过程中，要注意手掌用力要均匀。双手交替按摩，反复3～4次。

③ 胸部按摩

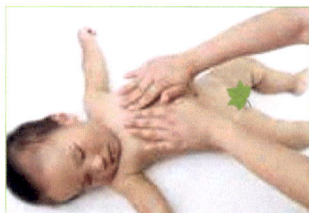

让宝宝仰卧，将双手放在宝宝的肋骨位置，右手向上滑动，一直滑向宝宝的右肩，再复原。之后，换左手滑向宝宝的左肩，之后在复原。反复这套动作3～4次。

用双手分别按住宝宝的肩胛骨，微微用力向宝宝身体两侧分推。每次分推100次。

④ 分推肩胛骨

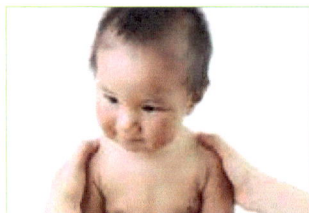

贴心叮咛

◎ 要保持室内的空气流通，让宝宝尽量呼吸更多的新鲜空气。

◎ 加强宝宝的户外活动次数，多带宝宝到植物比较多的地方活动，有助于缓解病情，增强宝宝的免疫能力。

◎ 不要给宝宝吃生冷的食物，也不能给宝宝吃甜食，多给宝宝吃清淡的食物。

◎ 注意加强保暖，不要让宝宝受凉感冒，防止加重宝宝的病情。

爸爸妈妈帮帮忙：给宝宝防病驱病小秘方

橘皮粥

用料：鲜橘皮30克、粳米60克。

做法：先将橘皮用清水煎煮，去除掉橘皮中的渣滓，再用清水洗净粳米。用清水将粳米与鲜橘皮一起煮粥。

用法：每天早晚各吃1次，连续服用7天。

葱白粥

用料：生姜5片、连须葱白5根、米醋5毫升、糯米60克。

做法：先将糯米洗净，再用清水煮成粥，加入捣碎的生姜、葱白，最后加入米醋。

用法：让宝宝趁热将葱白粥喝下，再用被子将宝宝盖住，让宝宝发汗。

发热

宝宝疾病诊疗室

☆宝宝发热的同时，会引起头疼、怕冷等症状。

☆宝宝的脸色偏红，口干并且觉得咽喉疼痛、鼻塞、流鼻涕。

☆如果宝宝在午后发热，手掌心与脚掌心会同时发热，并且伴随着盗汗现象。

☆发热会让宝宝食欲减弱，恶心甚至呕吐，还会引起便秘等现象。

☆长时间发热，宝宝的呼吸会变得困难，头晕，严重还会引发抽风、休克。

☆当体温超过37.5℃的时候，就被认定为发热，当体温超过39℃后，就要及时送医。

经络及穴位按摩

1 开天门

2 推坎宫

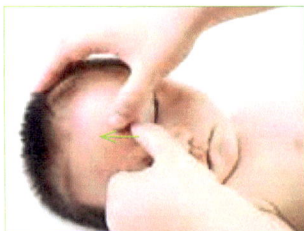

让宝宝仰卧，用双手的拇指放在宝宝眉头连接的中间位置，慢慢地朝着发际线推送，两手拇指在宝宝额头正中央上下交替做直线推动。每次推动200次。

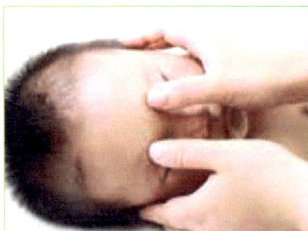

坎宫在宝宝眉梢的部位，妈妈可以用拇指分别放在宝宝的两个眉头上，然后沿着宝宝的眉头向宝宝的眉梢分推。每次分推200次。

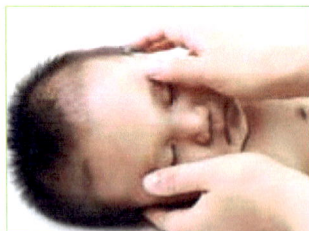

③ 揉太阳穴

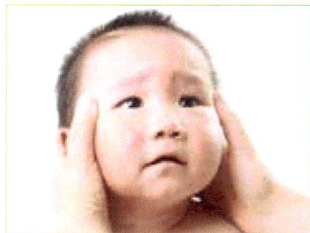

将两只手的拇指分别按在宝宝的太阳穴的凹陷处，再逐渐用力按揉宝宝的太阳穴。每次按揉1分钟。

④ 清肺经

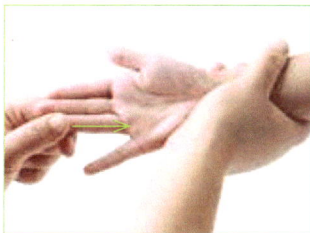

让宝宝的无名指伸直，用拇指从宝宝的无名指指端开始，朝着宝宝手掌的方向直线推动。每次推动200次。

⑤ 推天河水

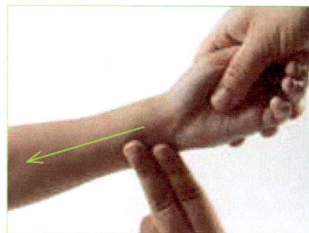

一只手握住宝宝的手掌，另一只手的食指与中指，放在宝宝前臂内侧的正中线上，从手腕开始朝着手肘位置呈直线推送。每次推送200次。

爱心抚触

① 眉部按摩

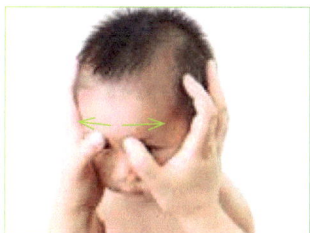

将双手的拇指按在宝宝的眉头位置，其他四指放在宝宝的脑袋后方。拇指从宝宝的眉头开始按压，一直按至宝宝的太阳穴位置后停止。反复重复该动作3次。

② 按摩手心

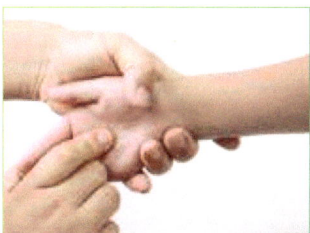

一只手握住宝宝的手掌，让宝宝的掌心向上。妈妈用食指沿着宝宝的手掌边缘，按照顺时针的防线搓动。宝宝的左手搓动16圈，右手搓动24圈。

③ 搓动手臂

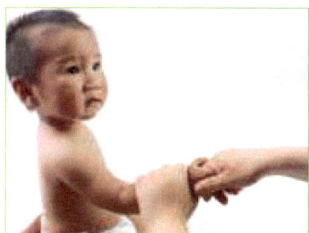

一只手握住宝宝的手掌，将另一只手按在宝宝的手臂上。从宝宝的腕关节开始，一直搓向宝宝的肩关节位置，之后再由肩关节搓下宝宝的腕关节。每次重复这个动作2次。

贴心叮咛

◎宝宝发热的时候，应该多给宝宝喝水，切记不要给宝宝喝冷水，一定要给宝宝多喝热水，让宝宝多出汗。

◎除了给宝宝吃退热药之外，还可以给宝宝使用物理降温的方法。可以在宝宝的额头上敷冷毛巾，也可以在宝宝的四肢上擦酒精，帮助宝宝散热。

◎宝宝在发热期间，宝宝的饮食尽量以清淡为主，要多给宝宝喂食青菜或水果，补充宝宝的维生素C的摄入量。

◎宝宝出汗后，要注意给宝宝换干燥的衣服，不要让宝宝穿着湿淋淋的衣服，这样很容易引起感冒。

爸爸妈妈帮帮忙：给宝宝防病驱病小秘方

牛奶米汤

用料：大米30克、牛奶适量。

做法：将大米用清水洗净，将米用清水煲烂，将多余的米渣去掉，加入适量的牛奶，搅拌均匀即可。

功效：米汤含有丰富的碳水化合物，很容易被肠道吸收，可以为宝宝提供充足的水分和热量，牛奶可以为宝宝提供身体所需营养。

麦冬粥

用料：麦冬30克、粳米100克。

做法：先将麦冬煎成汤汁备用。将粳米煮半熟，加入之前准备好的麦冬汤汤汁，在粥中放入适量冰糖。

用法：每天早晚各服用一次。

呃逆

宝宝疾病诊疗室

☆呃逆也就是我们平时说的打嗝，如果宝宝平时不是总打嗝，偶尔打嗝也只是轻微的打嗝，就不必太过在意，但是如果反复不断地打嗝，家长就需要格外注意了。

☆宝宝经常呃逆会影响宝宝吞咽，从而影响宝宝的成长发育。

☆长期呃逆得不了治疗，会导致宝宝出现胃痛、营养不良、贫血以及舌炎等疾病。

☆呃逆会让宝宝出现恶心的感觉，多数宝宝会因为呃逆而出现呕吐的症状。

经络及穴位按摩

1 按压攒竹

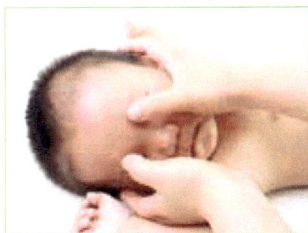

让宝宝仰卧，妈妈用两只手的拇指按住宝宝的攒竹，按压的力度由轻到重。每次按压5～8分钟。

2 点揉膻中

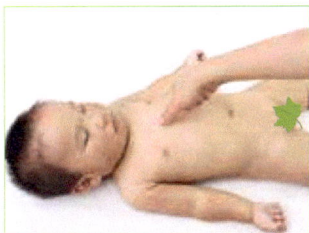

让宝宝仰卧，妈妈用拇指按住宝宝的膻中后，用拇指逐渐用力点揉宝宝的膻中。每次点揉1分钟。

3 揉摩中脘

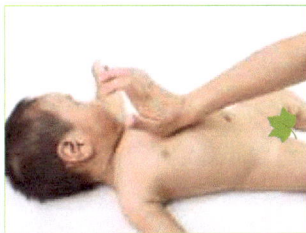

让宝宝仰卧，用掌根对准宝宝的中脘后，沿着顺时针的方向揉摩宝宝的中脘。每次揉摩5分钟。

4 清胃经

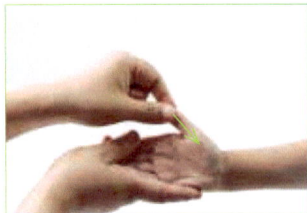

一手握住宝宝的手掌，另一只手的拇指、食指以及中指按住宝宝的拇指，由宝宝的拇指指尖向指根方向推。每次推300次。

5 推六腑

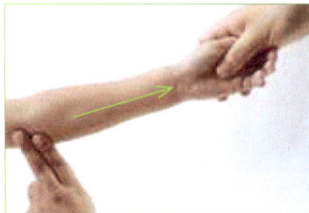

让宝宝的手臂微微弯曲，左手抓住宝宝的手臂，将右手的食指与中指并拢，从宝宝的手肘处开始，缓缓地向宝宝的手腕处推。每次推300次。

6 点揉内关

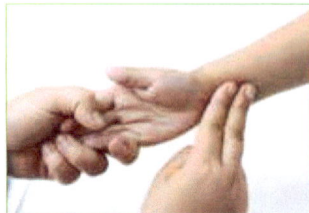

一只手握住宝宝的手掌，用另一只手的食指与中指点揉宝宝的内关，两侧手臂交替点揉。每侧各点揉1分钟。

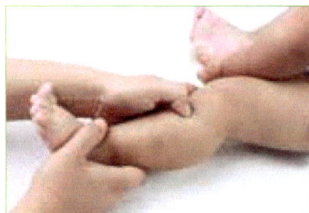

用拇指按住宝宝的足三里，力度由轻到重按揉宝宝的足三里。每次按揉2分钟。

7 按揉足三里

爱心抚触

1 按摩肚脐

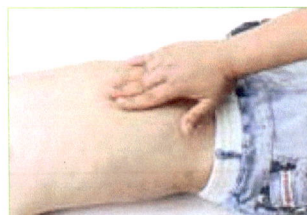

让宝宝仰卧，用手掌的掌心对准宝宝的肚脐，按照顺时针的方向慢慢按摩宝宝的肚脐。每次按摩5～10分钟。

2 摩擦背部

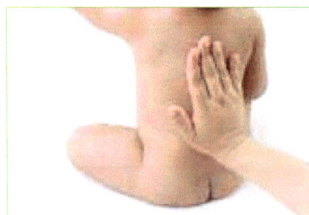

张开手掌，让手掌与宝宝的背部肌肤完全贴紧，再用手掌在宝宝的背部来回的摩擦，摩擦到宝宝背部皮肤泛红后停止。

3 拇指推背部

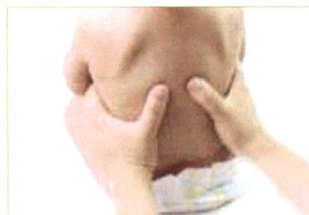

让宝宝趴在或者坐在床上，用双手的拇指放在宝宝脊柱两侧，其他四指自然张开放在宝宝身体两侧。由上至下慢慢推动拇指，当宝宝的背部皮肤发热变红后停止推动。

贴心叮咛

◎ 生活中要避免让宝宝吸入凉气，这样就可以有效地避免凉气刺激膈肌，防止引起宝宝呃逆。

◎ 不要在宝宝啼哭或哽咽的时候喂食，更不要喂食宝宝冰冷的奶水。

◎ 要注意保暖，在宝宝睡觉的时候一定要给宝宝的胸腹部盖上被子。

◎ 多让宝宝喝温开水，如果宝宝消化不良，可以考虑给宝宝喝少量的山楂水。

◎ 宝宝在打嗝的时候，可以给宝宝放一些轻柔的音乐，或是拿一些玩具来吸引宝宝的注意力，宝宝的注意力转移了，也可以抑制打嗝。

◎ 有些家长喜欢在宝宝打嗝的时候喂奶，企图用奶水让宝宝停止打嗝，可是宝宝在打嗝的时候吃奶，很容易呛到，甚至还会引起呕吐。

爸爸妈妈帮帮忙：给宝宝防病驱病小秘方

白果肉粥

用料：大米15克、白果5粒、瘦肉15克、盐适量、油少许。

做法：①将白果去壳之后，再去掉芯，将白果切碎后备用。

②将瘦肉剁成肉末后备用。

③用盐和油将大米以及剁碎的瘦肉末一起腌制15分钟。

④加入适量的清水，将大米、白果以及瘦肉一起煮成粥即可。

用法：每天早晚各一次即可。

厌食

宝宝疾病诊疗室

☆厌食的宝宝对食物没有兴趣，常拒绝吃任何东西，这样很容易造成宝宝营养不良，影响宝宝的正常发育。

☆多数厌食的宝宝情绪都比较暴躁易怒，经常会磨牙。

☆宝宝的面色无光，大便比较干燥。

☆体型比较消瘦，精神萎靡，浑身没有力气。

☆有些宝宝吃下食物之后，会出现恶心、呕吐的症状。

☆如果宝宝长期厌食，会影响到宝宝的消化系统，大便中可能会见到没有被完全消化的食物，宝宝活动时易出汗。

经络及穴位按摩

1 补脾经

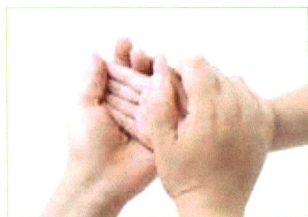

一只手握住宝宝的四根手指，用拇指与食指捏住宝宝的拇指，顺时针按揉300次。

2 揉板门

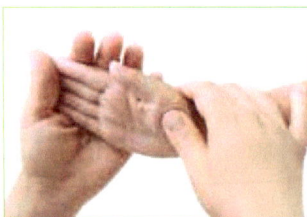

一只手握住宝宝的手掌，用另一只手的拇指按揉宝宝的拇指手掌根位置。每次按揉100次。

3 按揉脾俞

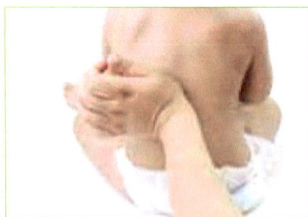

脾俞位于宝宝的第十一胸椎棘突下，旁开1.5寸处。让宝宝趴在床上或端坐，用手掌的掌根或大鱼际处，按揉宝宝的脾俞。每次按揉1分钟。

④ 清大肠经

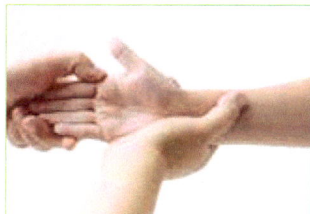

一只手握住宝宝的手腕，用另一只手的拇指按揉宝宝的食指。每次按揉200次。

⑤ 捏脊

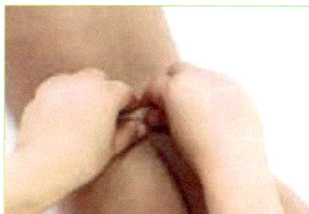

先用手沿着宝宝的脊柱轻轻地的按摩几下，再从宝宝的颈部开始，逐渐向下捏宝宝的脊柱上的皮肤，一直捏到宝宝的尾骨处。第二遍开始后，每捏宝宝脊柱皮肤三次后，将脊柱上的皮肤向上提一提，整个捏脊过程每捏3下提一次。每次按摩5遍。

爱心抚触

① 按摩腹部

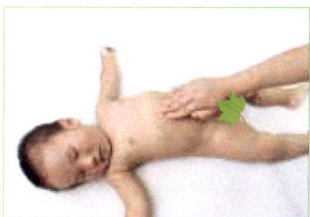

四指并拢，将手掌紧贴在宝宝的腹部，按照顺时针的方向按摩宝宝的腹部。每次按摩2分钟。

②

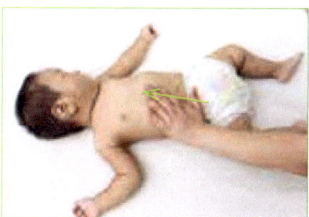

首先，先让宝宝以舒服的姿势平躺下来，一手贴在宝宝肋骨下方的上腹部往下滑到双腿，另一手也以相同的手法轮流滑，并视宝宝的接受程度，慢慢增加力道。

贴心叮咛

◎尽量不要让宝宝在饭前吃比较寒凉的食物，尤其是冷饮和凉水。

◎要给宝宝制订一个饮食计划，让宝宝进食有规律。

◎不要给宝宝吃太过油腻的食物，更不要吃难以消化的食物。

◎给宝宝喂食不宜过多，避免引起消化不良，让宝宝身体不适，从而产生厌食情绪。

◎如果宝宝拒绝吃东西，不要强迫宝宝吃东西，或是诱惑宝宝吃东西，这样做很可能会导致宝宝厌食加重。

◎可以做一些宝宝感兴趣的食物，或给食物摆放出好看的造型，吸引宝宝的好奇心。

◎要经常给宝宝改变菜谱，改善宝宝的口味，提升宝宝吃饭的热情。

爸爸妈妈帮帮忙：给宝宝防病驱病小秘方

中药贴敷改善宝宝厌食

二白茱萸贴

用料：白胡椒6克、吴茱萸6克、白术6克、陈醋适量。

做法：①将白胡椒、吴茱萸以及白术研成细末。

②用陈醋将研好的粉末，调成膏状备用。

用法：每天将膏状物敷在中脘、神阙上，敷药位置外部用纱布固定。每天换药1次，连续使用5天为一个疗程。

呕吐

宝宝疾病诊疗室

☆宝宝呕吐的过程中，可能会因为食物在食管内反逆，会引起宝宝呛咳。

☆呕吐严重，还可能将食物呛到宝宝的气管中，造成气管堵塞，导致宝宝呼吸不畅。

☆如果呕吐的过程中，呕吐物被吸进肺部，还可能引起肺炎。

☆呕吐的时候宝宝会呼吸不畅，氧气供应不足还可能危及生命。

☆多半宝宝会因为呕吐而降低食欲，影响营养吸收。

☆呕吐后宝宝会产生上腹部不适，容易哭闹。

经络及穴位按摩

1 清大肠经

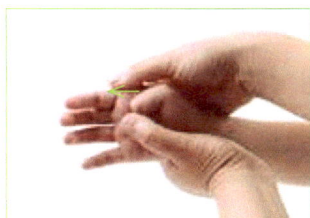

一只手握住宝宝的手掌，用另一只手的拇指与食指，沿着宝宝的食指指根处，一直推到食指的指尖。每次推200次。

2 推中脘

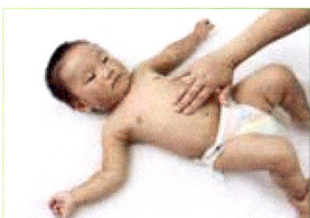

让宝宝仰卧，将食指、中指以及无名指三指并拢放在宝宝的中脘上，点揉宝宝的中脘穴。每次点揉300次。

3 推七节骨

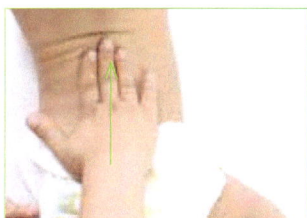

让宝宝趴在床上，妈妈将手掌紧贴在宝宝的臀部肌肤上，用掌根用力，由下至上推宝宝的七节骨。每次推100次。

4 清胃经

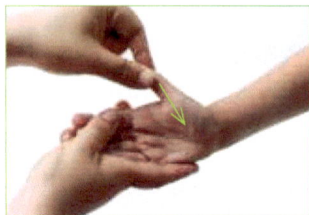

一只手固定住宝宝的手掌，用另一只手的拇指、食指以及中指，从宝宝的拇指指尖向指根推。每次推300次。

5 按摩足三里

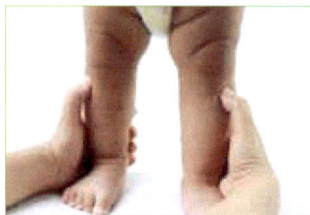

用双手拇指按住宝宝的足三里，其他手指抓住宝宝的小腿，按揉宝宝的足三里。每次按揉1分钟。

爱心抚触

1 按摩腹部

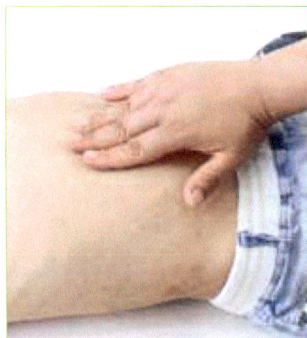

将手掌放在宝宝的腹部，先朝着顺时针的方向按摩宝宝的腹部，按摩1分钟后，再朝着逆时针的方向按摩宝宝腹部1分钟。

2 滑胸腹

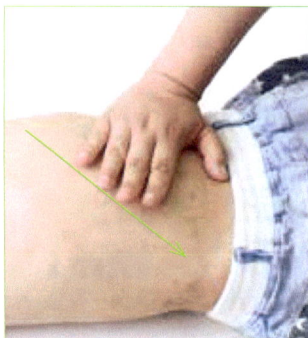

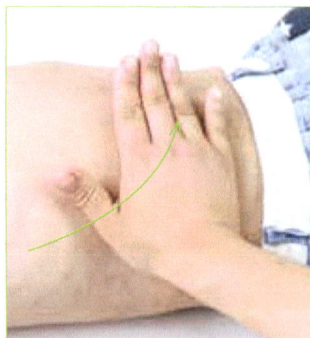

让宝宝仰卧，左手扶在宝宝大腿根处，右手用指肚自宝宝的左上胸向右下腹滑动，然后从右上胸向左下腹滑动。

3 滑小腹

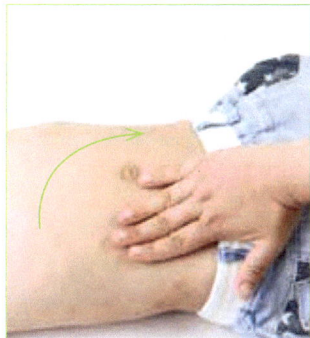

让宝宝仰卧，右手扶在宝宝大腿根处，左手自宝宝右上腹向左侧脐下方向滑动。

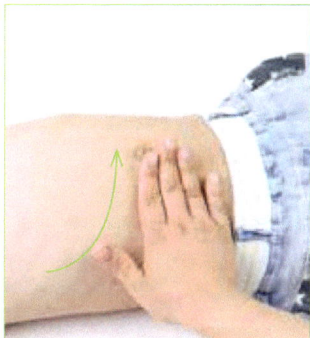

4 推脊柱

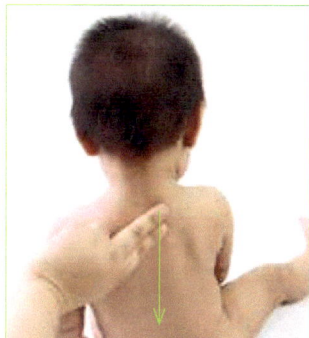

以食指、中指罗纹面着力，自上而下由第1胸椎至尾椎端，沿脊柱做直推动作，每次推100～300次。

贴心叮咛

◎ 调节宝宝的饮食习惯，要按时给宝宝喂食，每餐都要为宝宝定量，不宜让宝宝吃得过饱。

◎ 为宝宝准备的食物要新鲜，并且要注意食物卫生。

◎ 如果宝宝发生呕吐，尽量让宝宝吃一些容易消化的食物，可以喂宝宝一些流食或半流食。

◎ 如果是处于哺乳期的宝宝，建议宝宝喂奶的时候不要过急，避免让宝宝吸入大量的空气。

◎ 宝宝在呕吐的过程中，要让宝宝侧卧，以免呕吐物抢入宝宝器官，发生危险。

◎ 为宝宝准备清淡的食物，避免喂食宝宝油腻生冷的食物。

爸爸妈妈帮帮忙：给宝宝防病驱病小秘方

姜糖苏叶饮

用料：生姜3克、紫苏叶3克、红糖15克。

做法：①先将生姜洗净后切丝备用，将紫苏叶洗净备用。

②将紫苏叶与生姜丝一同放入茶杯中，加入200～300毫升的沸水。

③将茶杯盖上，浸泡5～10分钟。

④加入红糖后搅拌均匀，即可饮用。

用法：姜糖苏叶饮要趁热喝。

砂仁糯米粥

用料：砂仁10克、姜汁15毫升、糯米50克。

做法：①先将砂仁砸碎，再用纱布将砸碎的砂仁包裹起来。

②将糯米与砂仁包一同放入锅内煮成稀粥。

③将砂仁包取出，放入准备好的姜汁，再放入少量食盐调味。

用法：趁热食用，每天1次，连续服用5～7天。如果是小宝宝，用量可以酌减。

腹痛

宝宝疾病诊疗室

☆腹痛会让宝宝身体不舒服，并且引起哭闹。

☆通常宝宝消化不良、腹泻都会引起腹痛。

☆腹痛会影响宝宝的睡眠质量，会让宝宝的情绪变得烦躁。

☆宝宝经常腹痛，会引起宝宝手脚冰冷，体型消瘦。

☆腹痛会影响宝宝的食欲，让宝宝变得厌食、营养不良。

☆如果是因为寄生虫导致的腹痛，宝宝夜晚睡觉时会出现咬牙的症状。

经络及穴位按摩

1 按揉中脘

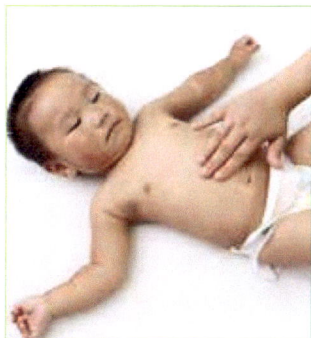

让宝宝仰卧，将食指、中指以及无名指三指并拢放在宝宝的中脘穴上，按揉宝宝的中脘穴，力度由轻至重。每次按摩1分钟。

2 捏拿脾俞

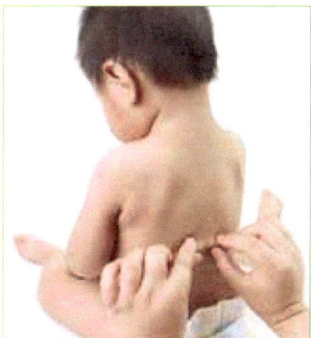

让宝宝趴在床上或端坐，用双手的拇指、食指以及中指，一起捏拿住宝宝背部脾俞。每次捏拿1分钟。

3 按揉足三里

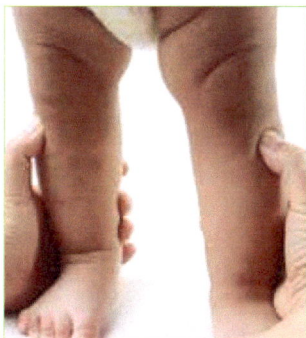

用拇指按住宝宝的足三里，先轻轻地按揉，力度逐渐加大。每次按揉1分钟。

④ 按揉内关

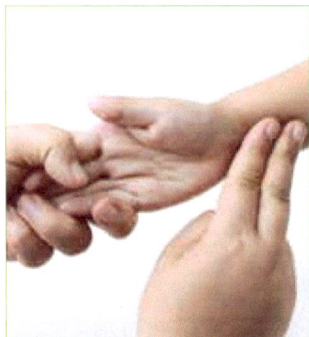

用一只手握住宝宝的手掌，另一只手的食指以及中指按在宝宝的内关穴上，先轻轻按揉，力度逐渐加大。每次按揉1分钟。

⑤ 捏脊

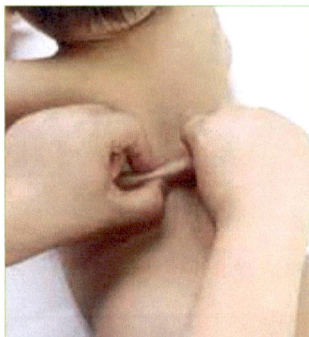

用双手的拇指与食指以及中指，拿起宝宝脊椎两侧的皮肤，缓缓地向上推动。要注意推动的过程中，拇指始终在下，而食指与中指则是在上方，三根手指配合不停捻动宝宝背部的皮肤。每捻动3次，就可以向上提拉一次。

爱心抚触

① 按摩腹部

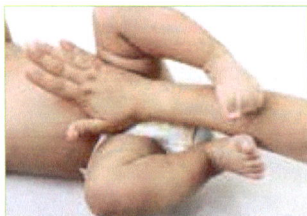

将手掌放在宝宝的腹部，先朝着顺时针的方向按摩宝宝的腹部，按摩1分钟后，再朝着逆时针的方向按摩宝宝腹部1分钟。

② 横擦背部

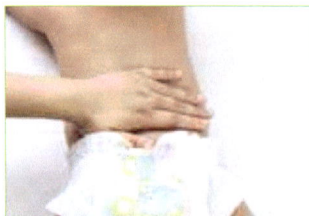

将手掌横放在宝宝的背部，手掌要紧贴宝宝的背部肌肤，左右来回摩擦，直至宝宝的背部肌肤透热位置。

贴心叮咛

◎ 注意给宝宝的腹部保暖，在宝宝睡觉的时候给宝宝的腹部盖上被子。

◎ 注意宝宝的饮食，不要给宝宝吃生冷油腻的食物。

◎ 定期给宝宝吃打虫药，避免宝宝生寄生虫。

◎ 注意宝宝卫生，经常给宝宝洗手，尤其是吃东西前，必须要将宝宝的小手洗干净。

◎ 给宝宝吃东西的时候，注意食物的日期，避免宝宝吃到过期变质的食物。

◎ 平时多给宝宝喝白开水，尽量避免给宝宝喝碳酸饮料。

◎ 为宝宝制订一个用餐计划，让宝宝每天按时定量进餐。

◎ 在给宝宝按摩的时候，手法要由轻至重，按摩的时候可以和宝宝轻声说话，这样可以增进家长与宝宝之间的亲密度。

爸爸妈妈帮帮忙：给宝宝防病驱病小秘方

蜜汁腌萝卜

用料：白萝卜500克、蜂蜜150克。

做法：①先将白萝卜洗净，再将白萝卜切丁。

②将切好丁的白萝卜放入沸水中煮熟，捞出后晾晒半天。

③将晒好的白萝卜丁上浇上蜂蜜，在锅中煮沸、调匀即可。

用法：每次服用三汤匙蜜汁腌萝卜。

功效：可以调节宝宝胃胀胃痛、嗳气、反酸等症状。

腹胀

宝宝疾病诊疗室

☆宝宝发生腹胀后，腹部会明显感觉比之前大，这是因为宝宝的消化道内产生了很多气体。

☆宝宝的精神状态会变得很差，而且会出现厌食的症状。

☆一些宝宝由于腹胀，还会出现呕吐的症状。

☆部分宝宝会出现白色大便、柏油样大便或血便的情况。

☆宝宝的腹壁会变得比较硬，严重了还会发红、发凉，甚至可以看到肚皮上露出微小的血管。

☆如果宝宝的腹胀严重，腹部隆起高过了胸部，就会影响宝宝的呼吸。

☆腹胀还会引起宝宝全身乏力，手脚冰冷等症状。

经络及穴位按摩

1 清大肠经

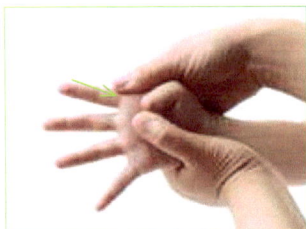

用一只手托住宝宝的手掌，另一只手从宝宝的食指的指尖，逐渐推向宝宝的食指根处。每次推200次。

2 运内八卦

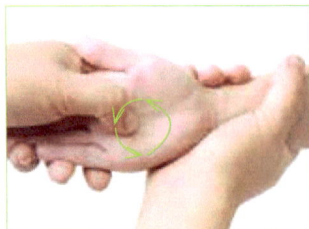

用拇指按在宝宝的掌心中央，按照顺时针的方向在宝宝的手掌中央画圈。每次画圈100次。

3 按揉天枢

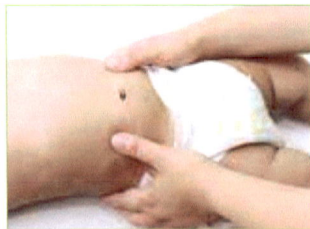

让宝宝仰卧，用双手握住宝宝的腰部，用拇指放在宝宝肚脐两侧的天枢穴上，用拇指按揉天枢。每次按揉2分钟。

④ 点揉水分

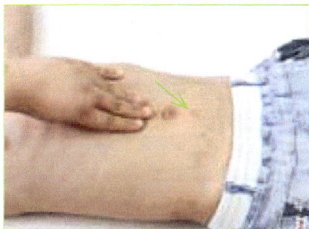

将食指、中指以及无名指三指并拢，再将三指按在宝宝的水分穴上，按揉水分穴。每次按揉1分钟。

⑤ 按揉足三里

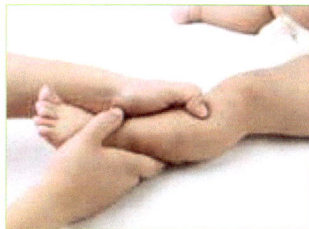

用拇指按住宝宝的足三里，先轻轻地按揉，力度再逐渐加大。每次按揉2分钟。

爱心抚触

① 按摩腹部

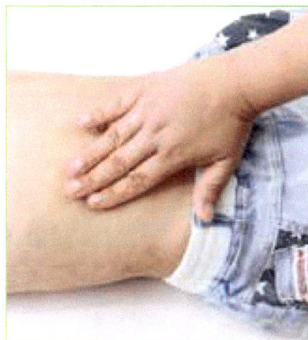

将手掌放在宝宝的腹部，先朝着顺时针的方向按摩宝宝的腹部，按摩1分钟后，再朝着逆时针的方向按摩宝宝腹部1分钟。

② 轻揉背部

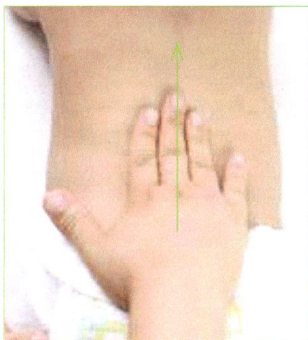

将手掌紧贴在宝宝的背部，轻轻地摩擦宝宝的背部皮肤，尽量让宝宝整个背部都被抚摸遍。一边抚摸一边轻轻地揉宝宝背部，揉摩的时候用掌根或大鱼际着力，重点揉脊柱两旁1.5寸处。

③ 分推肚脐

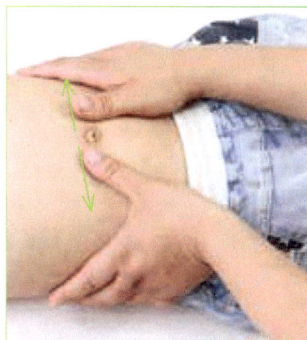

双手拇指放在肚脐两侧，由中心向外平行分推开来，力道要慢、缓、柔、圆，这个手法可以缓解宝宝的胀气及便秘问题。

贴心叮咛

◎ 不要让宝宝饿得太久再喂奶，通常宝宝在饥饿的状态下，吸奶的动作会比较急，因此也会吸进大量空气，这样就很容易造成宝宝腹胀。

◎ 要经常给宝宝做按摩，这样有助于预防宝宝腹胀，并且可以改善宝宝的消化系统功能。

◎ 用奶瓶喂奶时，要切忌让奶嘴前段充满奶水，不要倾斜奶瓶喂奶，避免让宝宝吸进空气。

◎ 如果宝宝已经发生腹胀情况了，要避免继续喂食宝宝容易在消化道发酵并且产生气体的食物。

◎ 在宝宝腹胀时，宝宝的身体处于一种非常难受的状态，有些宝宝可能会哭闹不止，家长要多安慰宝宝，多拥抱宝宝。避免宝宝持续哭闹，让腹部胀气越来越多。

爸爸妈妈帮帮忙：给宝宝防病驱病小秘方

萝卜酸梅汤

用料：新鲜萝卜250克、酸梅2颗、盐少许。

做法：①先将新鲜的萝卜洗净，再将萝卜切成薄片备用。

②将切好的萝卜片与酸梅放入锅中，加入三碗水。

③将三碗水煎成一碗水，再加入少许盐即可。

功效：萝卜酸梅汤具有宽中行气的作用，可以帮助宝宝解除腹胀的症状。

便秘

宝宝疾病诊疗室

☆便秘时宝宝会出现排便次数少、排便困难等症状。

☆宝宝在便秘时，排出的大便多数为干硬的状态。

☆如果宝宝在便秘时，强行排便，还会造成宝宝肛裂或血便。

☆多数便秘的宝宝，在排便的时候，大便会堵在肛门口出不来，因此宝宝也会哭闹。

☆便秘还会导致宝宝腹胀、腹痛，并且还会引起宝宝呕吐等一些肠道症状。

☆一些宝宝还会表现出食欲不振，浑身不适。

☆宝宝如果长期便秘，还会引起宝宝患上痔疮、肛裂等疾病。

经络及穴位按摩

① 按揉天枢

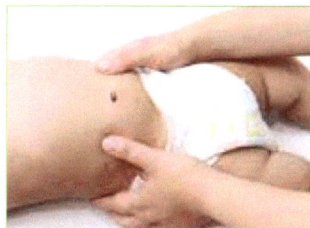

让宝宝仰卧，用双手握住宝宝的腰部，用拇指放在宝宝肚脐两侧的天枢穴上，用拇指按揉天枢。每次按揉2分钟。

② 推七节骨

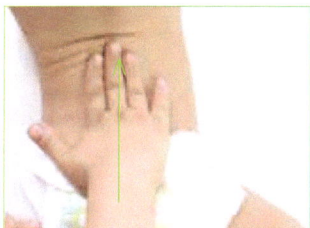

让宝宝趴在床上，将手掌紧贴在宝宝的臀部肌肤上，用掌根用力，由下至上推宝宝的七节骨。每次推500次。

③ 点揉脾俞

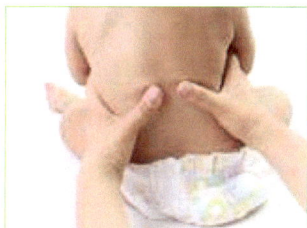

让宝宝趴或坐在床上，用双手的拇指分别按在宝宝的脊柱两侧的脾俞上，再用拇指点揉脾俞。每次点揉1分钟。

4 点揉大肠俞

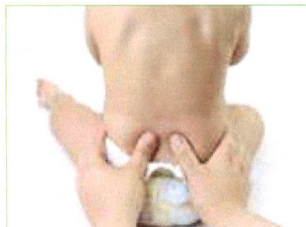

让宝宝趴或坐在床上，用双手的拇指分别放在宝宝脊柱两侧的大肠俞上，再用手指点揉大肠俞。每次点揉1分钟。

5 推六腑

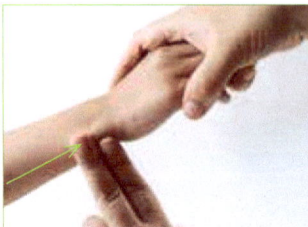

让宝宝的手臂微微弯曲，左手抓住宝宝的手臂，将右手的食指与中指并拢，从宝宝的手肘处开始，缓缓地向宝宝的手腕处推。每次推300次。

6 推三关

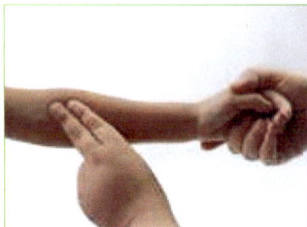

一只手握住宝宝的手掌，用另一只手的食指与中指按住宝宝的三关，来回推送三关。每次推送300次。

爱心抚触

1 按摩腹部

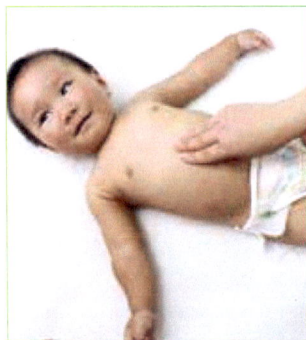

四指并拢，将手掌紧贴在宝宝的腹部，按照顺时针的方向按摩宝宝的腹部。每次按摩5分钟。

2 足底按摩

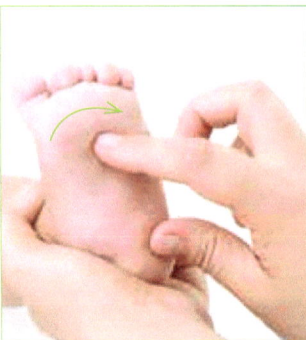

让宝宝仰卧，用一只手握住宝宝的脚腕，另一只手的拇指放在宝宝的脚跟位置，以拇指为圆心，用食指按照顺时针的方向按摩宝宝的足底。

3 太极法抚触腹部

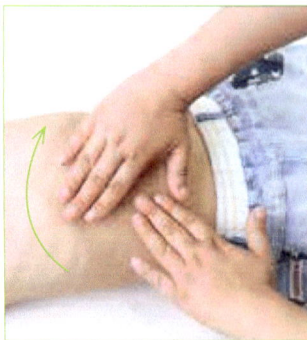

让宝宝仰卧，两手掌轻柔地沿宝宝肚皮右侧抚摸至左臀部，抚摸到肚脐处时应用手掌轻轻按揉一会儿，再缓缓前行，然后从左侧腹部抚摸至右侧臀部。

贴心叮咛

◎ 培养宝宝按时排便的好习惯。

◎ 让宝宝多吃一些富含纤维的蔬菜。

◎ 经常便秘的宝宝，家长可以经常为宝宝做腹部按摩，每次按摩的时候可以多和宝宝交流，并且为宝宝播放节奏缓慢的音乐。

◎ 为宝宝按摩腹部时，可以在手掌上先涂抹一些婴儿油或润肤露，这样更利于按摩宝宝腹部。

◎ 让宝宝多喝温开水，并且经常提醒宝宝喝水，补充宝宝体内的水分。

◎ 多带宝宝出去做户外运动，增强宝宝的运动量，让宝宝的肠道蠕动增加。

爸爸妈妈帮帮忙：给宝宝防病驱病小秘方

柏仁芝麻粥

用料：芝麻15克、柏子仁10克、大米50克。

做法：①先将芝麻炒香，再将炒香的芝麻研成末备用。

②用水将柏子仁煎成汁，再加入大米，煮成粥。

③粥煮熟之后，放入之前研磨好的芝麻末，再将粥煮沸即可。

用法：每天服用一次，连续服用3～5天。

酥蜜粥

用料：蜂蜜30克、酥油30克、大米100克。

做法：先将大米洗净后煮成粥，在粥煮熟之后放入蜂蜜与酥油，再次煮沸即可。

用法：每天服用一次，连续服用3～5天。

腹泻

宝宝疾病诊疗室

☆宝宝每天大便3～10次为轻微腹泻，会影响食欲，并且会引起宝宝呕吐。

☆腹泻时，宝宝的大便多为黄色的水样大便，或蛋花样大便，大便内含有少量黏液。

☆部分宝宝会因为腹泻，而产生血便。

☆由于大便次数过多，会引起宝宝出现脱水症状。

☆如宝宝长时间腹泻，会让宝宝表现出精神萎靡、腹胀、心率加快等症状。

☆严重腹泻会导致宝宝发热、嗜睡，甚至出现昏迷或休克症状。

☆腹泻还会引起宝宝出现中毒症状，可能会出现惊厥、手足抽搐等症状。

经络及穴位按摩

1 清胃经

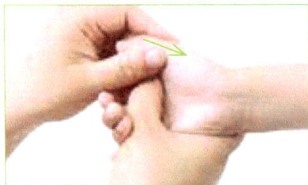

胃经位于宝宝拇指根部下方，一只手固定住宝宝的手掌，用另一只手的拇指沿着宝宝的拇指一侧，朝着宝宝手掌方向直线推动。每次推动200次。

2 清脾经

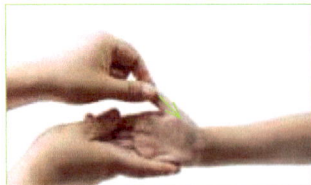

脾经位于宝宝拇指的指面上，先用一只手固定住宝宝的手腕，再用另一只手由宝宝的拇指指端开始，朝着宝宝的拇指指根方向直线推动。每次推动200次。

3 补大肠经

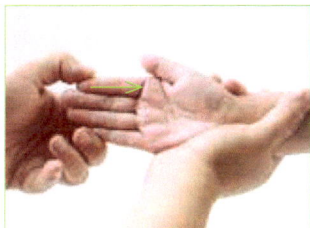

用一只手握住宝宝的手掌，用另一只手的拇指与食指，从宝宝的食指指端开始，沿着宝宝食指外侧，朝着宝宝虎口方向直线推动。每次推动200次。

4 推三关

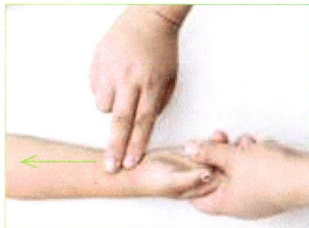

一只手握住宝宝的手掌，用另一只手的食指与中指，沿着宝宝拇指一侧，呈直线推向宝宝的手肘位置。每次推100次。

爱心抚触

1 叠手揉腹部

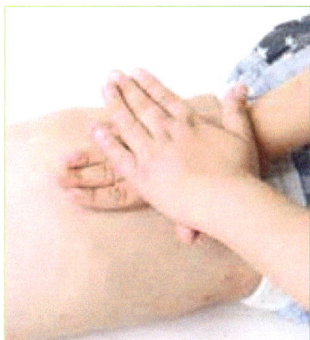

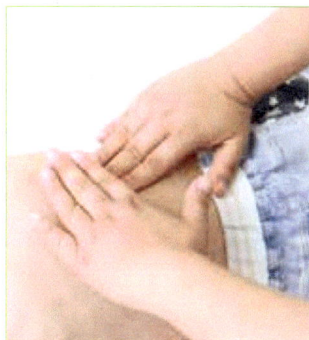

手掌交叉放在宝宝腹部，做预备动作；像瀑布般由上往下，顺着往右下腹抚搓，重复做4次；接着换成往左下腹方向抚搓，重复做4次。

② 温腹

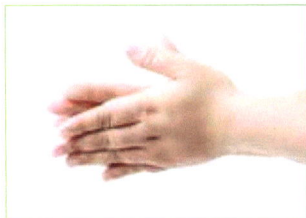

双手搓热，捂在宝宝肚脐处，再轻轻用手掌按揉腹部，反复温捂至宝宝腹部发热为止。

③ 上下夹腹

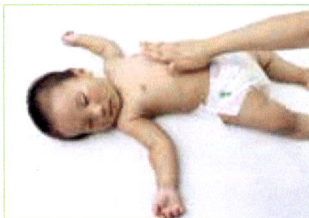

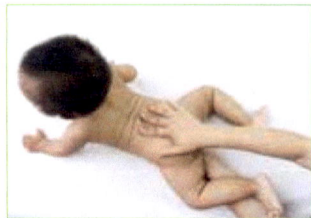

让宝宝取俯卧位，搓热双手，然后用双手上下夹着宝宝腹部，双手同时轻轻揉按。

贴心叮咛

◎要为宝宝合理安排进食时间，避免宝宝时饥时饱。

◎为宝宝准备清淡的食物，不要让宝宝吃生冷油腻的食物。

◎注意宝宝饮食卫生，并且时常为宝宝洗手，避免宝宝吃进不干净的食物。

◎给宝宝吃东西之前，要检查食品是否过期或变质。

◎注意给宝宝的腹部保暖，宝宝睡觉时要用被子将宝宝的腹部盖上，避免腹部着凉。

◎为宝宝准备多种食物，让宝宝摄入更多营养，调节宝宝肠胃功能。

◎不要嘴对嘴为宝宝饭菜，否则容易将口腔内的细菌传入宝宝的身体内，引起宝宝腹泻。

痢疾

宝宝疾病诊疗室

☆痢疾会引起宝宝高热，每天大便的次数在10次以上，大便内有黏液或是脓血。

☆宝宝会感觉浑身无力，食欲骤减，并且会出现恶心、呕吐的症状。

☆通常宝宝会出现腹胀，腹部有下坠感，并且有腹痛的情况发生。

☆宝宝患上严重痢疾时，会出现腹部剧烈疼痛、脱水、哭闹不止的现象。

☆如果宝宝患上了中毒型痢疾，还可能引起宝宝惊厥、昏迷、休克以及呼吸衰竭等症状。

☆宝宝患上痢疾后长时间不愈，还会引起宝宝营养不良、佝偻病等严重后果。

经络及穴位按摩

① 按揉足三里

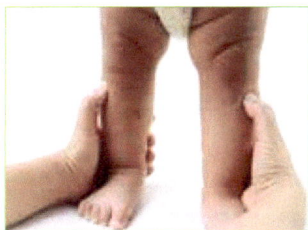

用双手拇指按住宝宝的足三里，其他手指抓住宝宝的小腿，按揉宝宝的足三里。每次按揉1分钟。

② 补大肠经

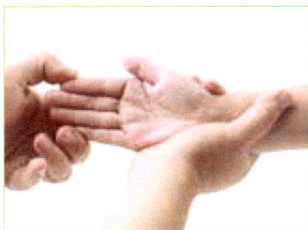

用一只手握住宝宝的手掌，用另一只手的拇指与食指，从宝宝的食指指端开始，沿着宝宝食指外侧，朝着宝宝虎口方向直线推动。每次推动300次。

③ 补小肠经

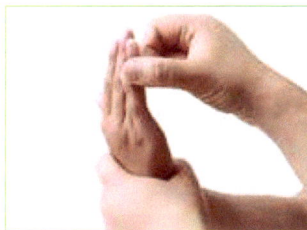

一手握住宝宝的手掌，用另一只手的拇指与食指沿着宝宝的小指的外侧，从宝宝的指尖呈直线推向宝宝的指根。每次推200次。

④ 清肝经

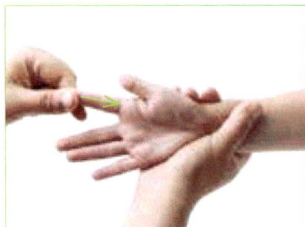

一手握住宝宝的手腕，让宝宝的食指伸直。用另一只手沿着宝宝食指的指端，向着宝宝的指根方向直线推动。每次推动300次。

⑤ 按摩中脘

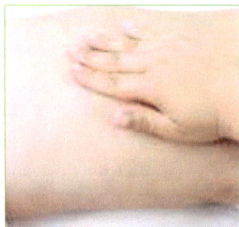

让宝宝仰卧，用掌心对准宝宝的中脘穴，手掌紧贴宝宝的腹部，按照顺时针的方向按摩。每次按摩1分钟。

⑥ 捏脊

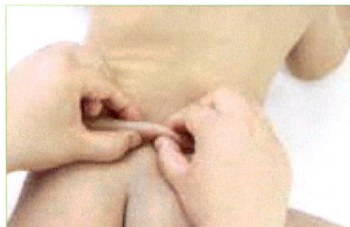

用双手的拇指与食指以及中指，拿起宝宝脊椎两侧的皮肤，再缓缓地向上推动。要注意推动的过程中，拇指始终在下，而食指与中指则是在上方，三根手指配合不停的捻动宝宝的背部皮肤。每捻动3次，就可以向上提拉一次。

爱心抚触

① 按摩肚脐

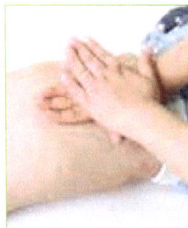

将双手重叠在一起，掌心对准宝宝的肚脐位置，轻轻地在宝宝的肚脐上震颤。每次震颤1分钟。然后突然提起双掌，一按一松按摩宝宝的肚脐位置。重复这个动作5～10遍。

② 按摩腰骶

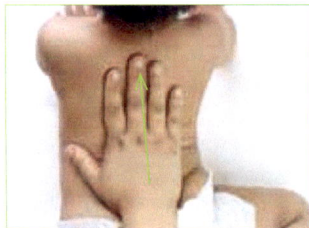

将一只手手掌的掌根按在宝宝腰骶部位，从腰骶部位缓慢成直线向背部推动，当宝宝背部透热后停止推动。

③ 按摩腹部

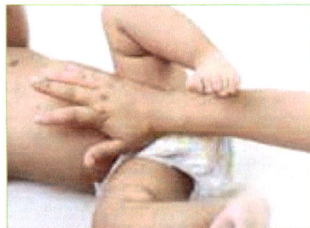

将手掌放在宝宝的腹部，先朝着顺时针的方向按摩宝宝的腹部，按摩1分钟后，再朝着逆时针的方向按摩宝宝腹部1分钟。

贴心叮咛

◎ 注意宝宝的饮食卫生，为宝宝准备新鲜的食物，注意食物的保质期，避免让宝宝吃到过期变质的食物。

◎ 如果从冰箱中取出的熟食，应该加热后再喂食宝宝。

◎ 吃东西之前要给宝宝洗手，宝宝平时玩的玩具要经常消毒，避免宝宝将细菌带入体内。

◎ 不要带宝宝去卫生条件比较差的环境中，不要让宝宝吃苍蝇停留过的食物。

◎ 如果家人感染痢疾，应该让大人与宝宝隔离，避免将病菌传染给宝宝。

◎ 宝宝情绪不好时，应该耐心安慰，并为宝宝做按摩。做按摩的同时可以和宝宝轻声说话，或给宝宝讲故事来分散宝宝的注意力。

爸爸妈妈帮帮忙：给宝宝防病驱病小秘方

丁香酸梅汤

用料：丁香10克、陈皮10克、桂皮10克、山楂50克、乌梅50克、白砂糖适量。

做法：①先将山楂与乌梅用清水洗净，再逐个将山楂与乌梅拍碎备用。

②将丁香、陈皮、桂皮以及拍碎后的山楂与乌梅一同装进纱布袋中。

③准备1升的清水，将纱布袋放入水中，用大火将水煮沸后，再用小火熬30分钟。

④将纱布袋取出，待水中的渣滓沉淀后，将汤汁取出，放入适量白砂糖即可饮用。

用法：每天可以喝多次。

尿布疹

宝宝疾病诊疗室

☆尿布疹就是我们常说的红屁股，主要是指宝宝的肛门周围、臀部、会阴部以及大腿外侧的皮肤表面血管充血发红的现象。

☆如果不及时治疗宝宝的尿布疹，还可能造成皮肤溃疡，甚至形成可怕的压疮。

☆中度尿布疹，宝宝的皮肤表面会渗出一些液体，皮肤表面的表皮脱落，皮肤上会长一些丘疹或红斑。

☆严重一些，大腿内侧或腹壁上都会发生溃疡。

☆当宝宝皮肤表面严重破损时，就会在成局部感染，细菌会从宝宝的感染部位进入血液中，引发败血症。

☆尿布疹会让宝宝的患病部位瘙痒难耐，宝宝会经常哭闹不止。

经络及穴位按摩

① 清胃经

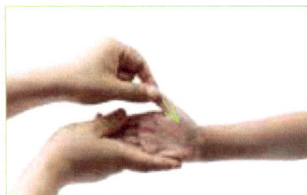

一手握住宝宝的手掌，另一只手的拇指、食指以及中指按住宝宝的拇指，由宝宝的拇指指尖向指根方向推。每次推200次。

② 推六腑

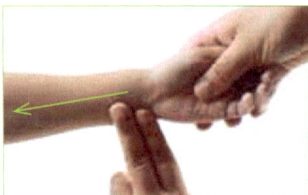

一只手固定住宝宝的手腕，让宝宝的手臂弯曲。用食指与中指，沿着宝宝的手腕朝着宝宝的手肘方向推。每次推200次。

③ 清大肠经

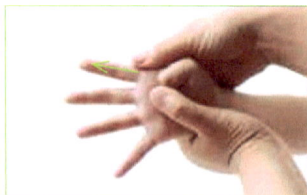

一只手握住宝宝的手掌，用另一只手的拇指、食指按揉宝宝的食指。每次按揉200次。

4 推七节骨

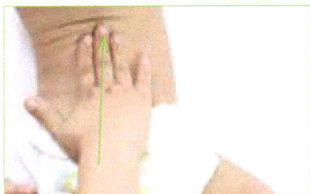

让宝宝趴在床上，将手掌紧贴在宝宝的臀部肌肤上，用掌根用力，由下至上推宝宝的七节骨。每次推200次。

5 揉龟尾

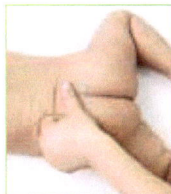

让宝宝趴在床上，用拇指或中指的指端，按揉宝宝的龟尾。每次按揉200次。

爱心抚触

1 臀部画 "心"

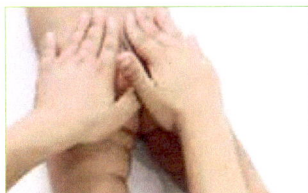

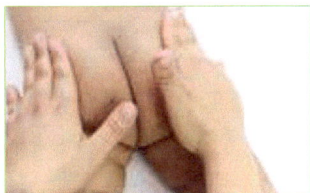

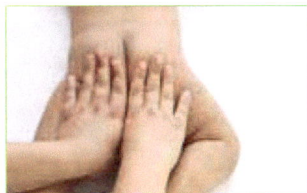

双手掌心分别按住宝宝臀部左右侧，均向外侧旋转，以"心"形揉搓宝宝的臀部。

2 臀部画大圆

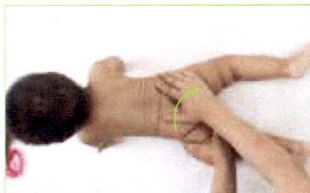

让宝宝俯卧，妈妈用左手放在宝宝的左大腿根处，右手横放在骶骨部位。用整个手掌以画大圆般顺时针按摩，重复动作5次。

3 臀部画小圆

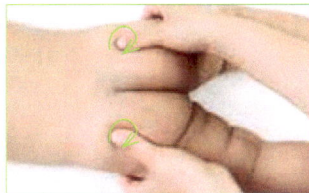

让宝宝俯卧，妈妈用两手的拇指以画小圆圈的方式，抚触宝宝的小屁屁，直到宝宝不耐烦要起来为止。

贴心叮咛

◎ 宝宝起了尿布疹之后，皮肤会变得异常敏感，因此家长在给宝宝更换尿布的时候应该更外小心，避免弄伤宝宝的皮肤。

◎ 宝宝尿过之后，应该及时给宝宝更换干净的尿布，避免粪便和尿液污染宝宝的皮肤。

◎ 在清洗尿布的时候，应该使用柔顺剂，避免尿布因为反复清洗而变硬。

◎ 尿布要定期消毒，建议家长可以用开水烫尿布或直接用沸水煮尿布，清除尿布内的细菌。

◎ 建议家长为宝宝选择纯棉质地的尿布，将洗干净的尿布放在阳光下晒干，这样可以起到杀菌的作用。

◎ 如果宝宝的小屁屁上已经长了尿布疹了，建议先不要给宝宝用尿布了，应该让宝宝的小屁屁多暴露在空气中，让宝宝的小屁屁变得干爽。

爸爸妈妈帮帮忙：BABY 健康小动作

◎ **尿布不要盖住肚脐**：宝宝的尿布前方最好到宝宝肚脐下2～3厘米的位置，后部到腰的位置，这样可以减少尿布接触皮肤的面积，让肚脐保持清洁。

◎ **尿布不要包得太紧**：尿布包裹得太紧，或影响宝宝正常的呼吸。最好的尿布松度应该可以容纳成人2～3指的宽度。

◎ **尿布不要露在尿兜外**：尿布如果露出来了，尿量比较多的宝宝，很容易将尿液沾到衣服上，建议尿布要端正地放在尿兜中。

瘀青

宝宝疾病诊疗室

☆宝宝刚开始学会走路，经常会因为站不稳而发生磕碰，导致宝宝的身体上有瘀青，一般的瘀青不用特殊处理，自然会消失。

☆如果宝宝的瘀青部位血管破裂，有血块形成，说明宝宝有血滞情况，身体存在气血不活的问题。

☆通常宝宝瘀青部位的皮肤呈暗紫色或淡紫色的斑块，按压后抱宝宝会有疼痛感。

☆如果宝宝瘀青的部位已经突出了原有的皮肤高度，而且逐渐增大，并有疼痛感，需要带宝宝去医院检查，避免引起血管瘤等疾病。

经络及穴位按摩

1 揉百会

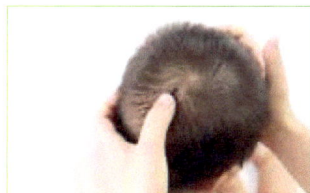

一只手固定住宝宝的头部，用另一只手的拇指按在宝宝头顶的百会穴上，揉百会穴。每次揉100～200次。

2 按揉曲池

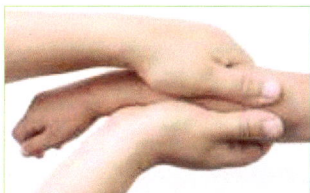

双手握住宝宝的前臂，用拇指按揉宝宝的曲池穴。每次按揉300次。

3 按揉合谷

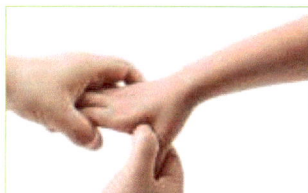

一只手握住宝宝的手掌，用另一只手的拇指与食指，捏住宝宝的虎口位置，用拇指与食指在宝宝虎口上下用力按揉。每次按揉1分钟。

④ 按揉三阴交

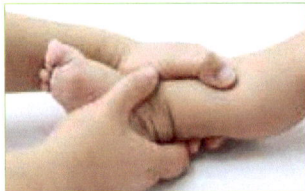

三阴交位于宝宝内踝上方3寸处。用拇指或食指的指端，轻轻地按揉宝宝的三阴交。每次按揉200次。

⑤ 揉足三里

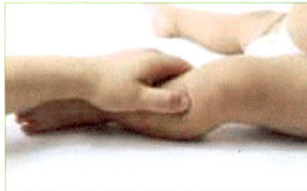

用拇指指端深按在宝宝的足三里穴片刻，再用拇指指腹慢慢地在宝宝的足三里穴位置揉动。每次揉1分钟。

⑥ 搓擦涌泉

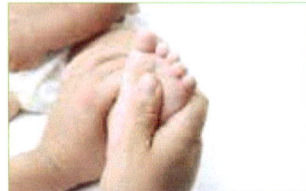

让宝宝仰卧，用一只手抓住宝宝的小脚，将拇指按住宝宝脚底的涌泉穴上，在宝宝的涌泉穴上不断地搓擦。每次搓擦3分钟。

爱心抚触

① 按搓足背

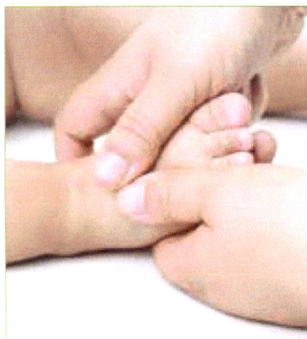

让宝宝仰卧，将双手的食指与中指放在宝宝的脚掌上，将拇指放在宝宝的足背上，再慢慢用力按压宝宝的足背，每按压一次足背，拇指就向上搓动一次。右脚按摩16次，左脚按摩24次。

② 转脚趾

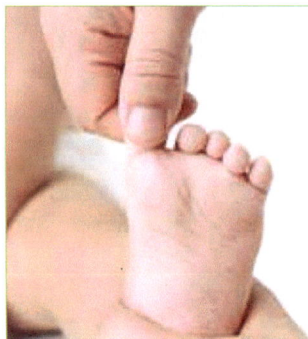

用拇指、食指以及无名指三根手指，将宝宝的踇趾拿起，由宝宝的趾根开始转动，一直转动到宝宝的脚趾尖，从宝宝的踇趾开始依次转动。左脚按摩5遍，右脚按摩3遍。

3 搓动手臂

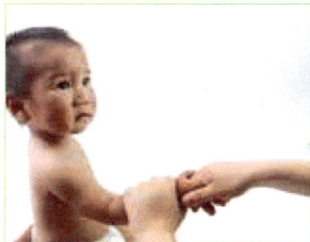

一只手握住宝宝的手掌，将另一只手握住宝宝的手腕上。从宝宝的腕关节开始，一直搓向宝宝的肩关节位置，之后再由肩关节搓下宝宝的腕关节。每次重复这个动作2次。

4 搓手背

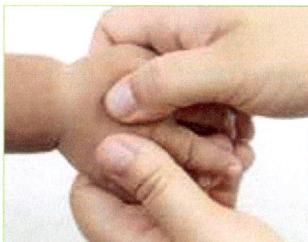

让宝宝的掌心向下，将双手的拇指放在宝宝的手背上，食指以及中指放在宝宝的手心中。用拇指在宝宝的手背上来回搓动，左手搓动24次，右手搓动16次。

贴心叮咛

◎ 按摩的穴位处有瘀青的话，按摩的时候一定要注意力度不要太大，避免让宝宝产生疼痛感。

◎ 给宝宝按摩的时候，一定要注意观察宝宝的感受，如果宝宝觉得不适，应该立刻停止按摩。

爸爸妈妈帮帮忙：BABY 健康小动作

◎ **宝宝在跌倒时，**为了防止瘀青，家长可以在宝宝跌倒之后为宝宝按揉磕碰的部位，避免发生瘀青。

◎ **如果瘀青已经出现超过48小时的时间，**建议为宝宝进行热敷，这样有助于宝宝血液循环，驱散瘀青。

◎ **给宝宝按摩的同时，**也可以采用热敷的方法，这样可以帮助宝宝瘀青位置血液循环，帮助消散瘀青。

◎ **宝宝腹部瘀青时不宜用冷敷方法，**避免引起宝宝腹泻或胃肠痉挛。

抽筋

宝宝疾病诊疗室

☆宝宝抽筋时会引发疼痛，宝宝会大声哭闹。

☆短暂的抽筋会让宝宝的颈部、躯干、腿部、双臂等部位的肌肉痉挛。

☆如果宝宝经常抽筋会引起智力障碍，影响宝宝发育。

☆一些宝宝会因为抽筋而发生恶心呕吐的症状。

☆宝宝发生抽筋后，情绪会变得暴躁不安。

☆如果日常生活中，宝宝经常发生抽筋的现象，说明宝宝可能缺钙。

☆宝宝发热的过程中，也可能引起抽筋，抽筋时宝宝的两眼翻白，脸色发紫或发黑，手脚僵硬。

经络及穴位按摩

1 按揉委中

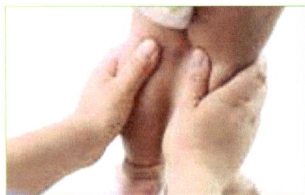

委中位于宝宝腘窝的中央，在两大筋的中间。用拇指按住宝宝的委中，之后按揉宝宝的委中。每次按揉1分钟。

2 按揉阳陵泉

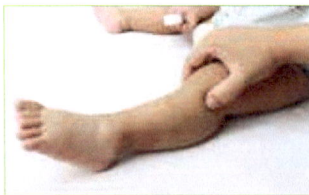

阳陵泉位于宝宝膝盖斜下方，小腿外侧腓骨前的凹陷处。用拇指的指腹按在阳陵泉上，其余四指放在宝宝的腿肚上，用力按揉1分钟。

3 按揉足三里

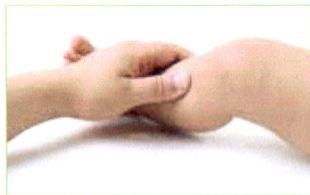

用拇指按摩宝宝的足三里，其他四指抓住宝宝的小腿，拇指微微用力按揉足三里。每次按揉1分钟。

4 揉掐前承山

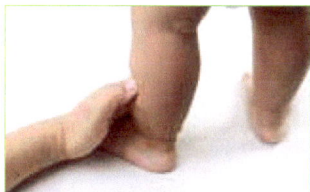

前承山位于宝宝前腿胫骨旁，与后承山相对的位置。用拇指按揉宝宝的前承山，或用拇指的指尖掐前承山。每次揉30次，掐50次。

5 按压解溪穴

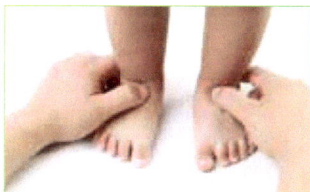

让宝宝站立或者端坐，妈妈用双手拇指不断按压宝宝的解溪穴。

爱心抚触

1 滚大腿

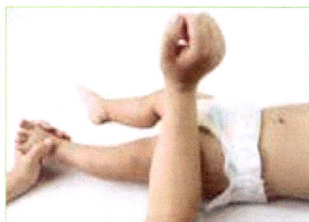

用前臂在宝宝的大腿外侧，来回滚动。这样的按摩方法可以大面积刺激宝宝的皮肤，让宝宝患处受力均匀。

2 推大腿

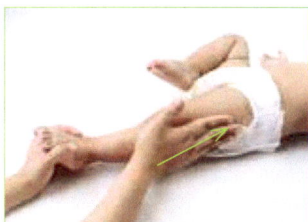

用手掌紧贴在宝宝大腿的外侧，用掌根位置，由宝宝的膝盖位置直线朝着宝宝大腿根的方向推送。

3 按压大腿

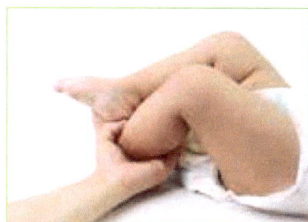

让宝宝躺在床上，妈妈用手抓住宝宝的脚踝，抬高宝宝的腿，让宝宝的腿部朝内下弯曲，将脚踝朝着对侧臀部方向按压。

4 挤奶式揉腿

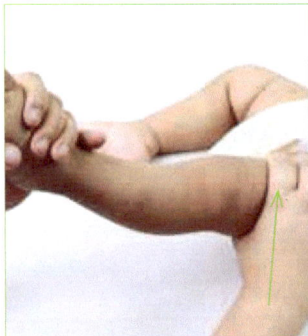

一手握住宝宝的脚踝，另一手四指合并，与拇指分开成英文字母"C"的手势，由大腿→膝盖→小腿，缓慢挤压向下，就好像在挤奶的方式，反复数回，并依宝宝的喜好来增减次数。

5 旋推腿部

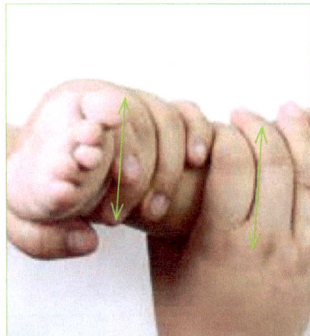

双手一样成英文字母"C"的握法，握住宝宝的大腿，缓慢的边挤边转而下，直到小腿后，再由小腿边挤边转向上直到大腿，来回按摩数次，依宝宝的喜好来增减次数。

贴心叮咛

◎ 家长要注意给宝宝做好保暖工作，即便是夏天，室内温度较低也会引起宝宝腿抽筋。建议宝宝睡觉时，要给宝宝盖上被子。夜晚时，空调温度不宜过低。

◎ 尽量避免让宝宝做太过剧烈的运动，让宝宝的肌肉放松。

◎ 多给宝宝喝水，因为宝宝体内缺水，会影响体内电解质平衡，会引发肌肉痉挛。

◎ 让宝宝多休息，过于疲劳也会引发宝宝抽筋。

◎ 如果宝宝经常发生抽筋的状况，可能是因为宝宝缺钙造成，应该及时带宝宝去医院做微量元素检查。

◎ 宝宝的睡眠姿势不好也会造成抽筋，因此家长要及时纠正宝宝不良的睡姿。

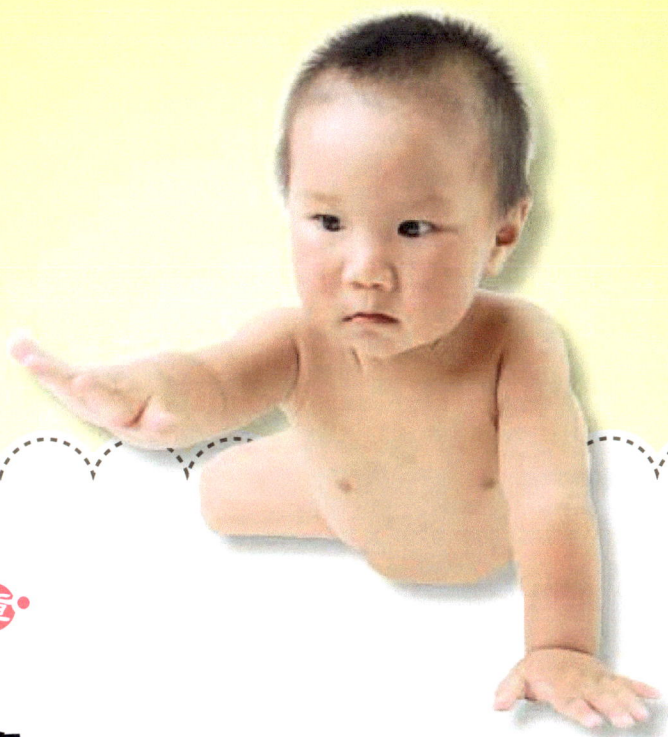

第五章

四季篇：
让宝宝在爱的手指下安然过四季

　　根据四季气候的特点，人们总结出春养肝、夏养心、长夏养脾、秋养肺、冬养肾的五脏调养法以及"春夏养阳、秋冬养阴"的经验，对于四季养生有着重要意义。"春季生发，夏季生长，秋季收敛，冬季收藏"，世间万物的生长遵循这一规律，小儿的生长发育在一年四季里自然也是大不相同的。家长们只有顺应四季的变化，以经络及相关穴位的抚触、按摩，辅之以合理的饮食调养，并注意科学的日常养护方式，宝贝们必将茁壮成长。

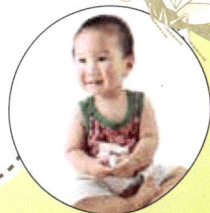

春季，养肝当先

春乃四季之首，待春暖花开之时，万物慢慢复苏，自然界中的阳气开始升发，世间呈现一片欣欣向荣的景象。人与天地相应，此时人体的阳气也在向上向外宣发，故春季养生应注意调养体内的阳气，使之逐渐充盛起来。换句话说，凡是有损阳气或有碍于阳气储存的事物都应极力避免。

另外，春季乃万物生长之际，更是肝气旺盛之时，故此时应以养肝为先。正所谓肝胆相照，肝与胆相表里，肝气的兴衰情况还直接影响胆的贮存与输送胆汁的功能，也就与人体的消化功能与营养吸收功能息息相关。也就是说，只要肝脏的疏泄功能正常，胆汁就会充盈，胆的功能才能得以正常发挥。可见，春季最好在养好肝脏的同时呵护好胆。

经络及穴位按摩

1 按揉肝俞穴

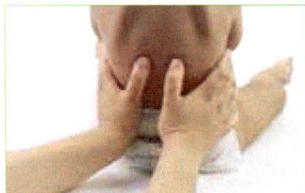

宝宝仰卧或端坐，妈妈用拇指螺纹面按揉宝宝背部的肝俞穴10～30次。该穴位是肝脏在背部的反应点，经常刺激它有利于防治肝脏疾病的发生。

2 按压太冲穴

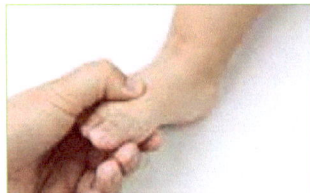

宝宝平躺，妈妈用拇指指端垂直按压宝宝脚上的太冲穴，左右两脚各按压10～20次。太冲穴是肝经上的原穴，经常按摩该穴有利于保护肝脏，促进肝脏功能的正常发挥。

3 按揉阳陵泉穴

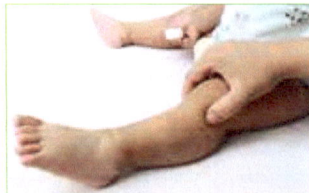

宝宝平躺、屈膝，妈妈用拇指指腹按揉宝宝腿上的阳陵泉穴，左右两腿各按揉30次左右。阳陵泉穴乃胆之合穴和筋之会穴，故经常按揉本穴，可养护胆，改善小腿疼痛、弛缓和拘挛等不适。

④ 点揉三阴交穴

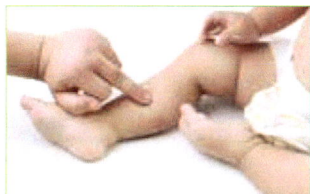

宝宝可端坐，妈妈用拇指或食指指端点揉宝宝腿上的三阴交穴，左右两腿各点揉30次左右。三阴交穴是调理肝脏、补养肝血的要穴，经常按揉它，可有效地调理宝宝的肝脏功能。

⑤ 按揉百会穴

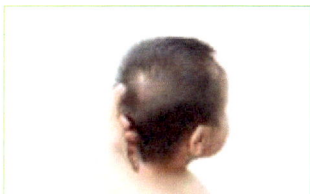

拇指指腹轻轻按揉宝宝头顶的百会穴30～50次。经常按揉它，有利于振奋阳气、清利头目。

⑥ 刮压涌泉穴

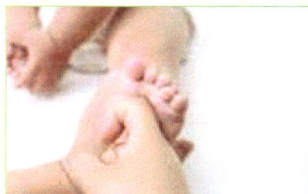

妈妈食指弯曲成钩状，用食指第二指关节刮压宝宝脚底的涌泉穴30～50次。经常刮压它，有利于帮助宝宝长个，促进宝宝春季的生长发育。

⑦ 推三关

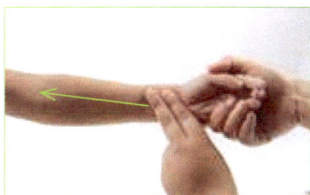

用食指与中指从腕横纹推摩至肘横纹100～300次。经常推摩三关，有利于调理脾胃，促进宝宝的胃动力。

爱心抚触

① 推摩左、右胁肋部

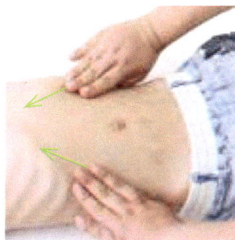

搓热双手，用手掌由后向前沿着胁肋部推摩，早晚各操作20～30次即可。肝胆均位于右胁下方，其中肝气行于左侧，胆气行于右侧，所以经常抚触宝宝的胁肋部，对肝与胆均有益处。

2 提拿小腿肚

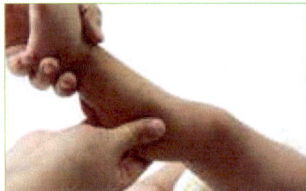

宝宝仰躺，妈妈的食指、中指与拇指对捏，稍用力提拿宝宝的小腿肚，左右腿各操作20~30次，再用手掌根部轻柔地推揉宝宝的小腿，帮其放松肌肉，起到养肝伸筋的作用。

3 五指梳梳头

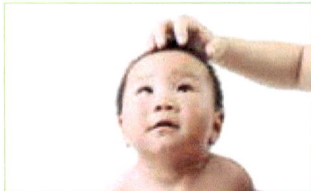

宝宝端坐，妈妈一手五指微微弯曲，轻柔地给宝宝做梳头动作，自上而下地反复操作10次左右。春季阳气生发，此时做干梳头动作，有利于帮助宝宝缓解春困不适，起到宣发意志、健脑提神的功效。

4 搓脊柱

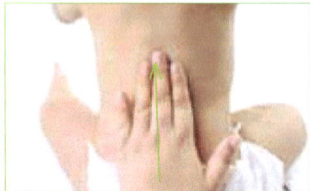

宝宝趴着或者坐着，妈妈搓热双手，用掌心反复搓揉宝宝的脊柱，从下而上操作7次左右即可。经常搓宝宝的脊柱，有利于扶阳正气，改善宝宝的体质。

贴心叮咛

◎ 按摩宝宝背部的经络或穴位时，若是宝宝不能配合俯卧，可以由家长抱着，妈妈按要求按摩即可。

◎ 抚触或按摩的力度不可过大，尤其是五指梳头与搓脊柱等简单的动作，力度若是过大，容易伤及宝宝娇嫩的皮肤，给宝宝造成不适。

◎ 抚触宝宝时，不妨放点轻柔的音乐，帮助宝宝放松紧张与恐惧的心理，还能培养宝宝乐感以及良好的情绪。

◎ 按摩宝宝腿脚上的穴位时，力度以按摩后宝宝皮肤微微泛红为宜，不宜过大或过小。

◎ 推摩宝宝胁肋部时，尽量保证速度均匀、力度适中、手法柔和，以免宝宝不配合而哭闹或动来动去。

爸爸妈妈帮帮忙：BABY 健康日常养护须知

◎ **多吃温热，少吃酸味食物**：春季阳气生发，故应适当多吃些有助于温补阳气的食物，比如葱、姜、蒜、韭菜等；最好少吃酸味食物，以免肝气过剩。

◎ **在保护肝脏的同时，也得健脾胃之气：** 平时可以多吃些红枣、山药、枸杞等；同时要少吃些寒凉性质的食物，比如黄瓜、茭白、莲藕等。

◎ **多吃蔬菜、野菜：** 饮食清淡些，多吃蔬菜，因为冬季过后宝宝容易出现多种维生素及矿物质缺乏等现象，多吃些生菜、芹菜、油菜、白菜、香椿等，有利于预防或改善口腔炎、口角炎。当然，春季野菜比较多，比如荠菜、马齿苋、车前草、榆钱等，污染相对较少，吃法简单，营养相当丰富，保健功效还很明显，故不妨多吃些。为了引起宝宝的食欲，春天的蔬菜可炒、可炖，还可以制成馄饨、饺子与春卷等，炒蔬菜时多用猛火，时间不宜太长，避免水溶性维生素的大量流失，而且蔬菜最好一次性吃完，避免回锅。

◎ **多养筋骨：** 春季是宝宝生长发育的黄金季节，此时宝宝最容易长高，故要格外注意养肝筋，不妨多给宝宝喂些骨头汤、鱼汤等，同时还得限制宝宝吃太多甜食，以免宝宝体内的钙与维生素D被消耗掉。

◎ **少让宝宝半夜醒：** 肝经经气在凌晨1：00~3：00最旺盛，也就是说，半夜是血液回归到肝脏最集中的时间段，此时最好不要熬夜，应该闭目。俗话说得好，"子时睡得好，比吃补还好"。故而春季避免让宝宝晚睡或半夜醒来，最好让他养成一觉到天亮以及早睡早起的好习惯。

◎ **注意防传染病：** 春季易发生流行病，比如伤风感冒、头痛鼻塞、风疹等，也是传染性疾病的高发季节，比如急性支气管炎、肺炎、腮腺炎等，故春季防病很关键，首先就得多开窗通风，保证空气流通，还得带宝宝多出门走动走动，多参加一些运动，增强宝宝自身的免疫力，给宝宝一个最佳体质。

夏季，养心为主

　　炎炎夏日，万物繁茂，生长正处于旺盛之际。中医认为，心主长养，夏季天地气交，应于心，心主血脉。很明显，此时宝宝的气血流畅了，才能长养。也就是说，夏季长养好了，秋冬季节才能拥有充沛的物质基础。当然，若想要长养好，还必须顺应节气的变化，重点保护宝宝的阳气。因为夏季里的阳气最旺，但也最易发泄而出。

　　另外，长夏主化，对于宝宝来说，这正是长肌肉、长骨、长个子的绝佳时机，故此时也是人体消化功能最旺盛的时候。爸爸妈妈更要趁此良机帮助宝宝防暑开胃、健脾理气，让宝宝有一个好的消化系统来帮助更好地成长。

经络及穴位按摩

1 按揉阴陵泉穴

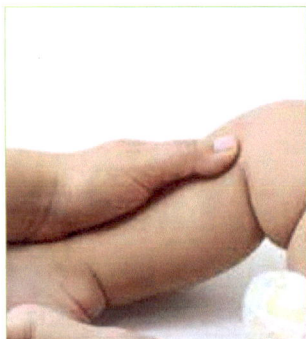

妈妈用拇指指腹按揉宝宝一腿上的阴陵泉穴，反复操作50次左右，换另一腿重复操作。

2 按揉百会穴

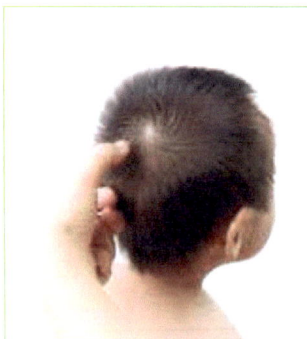

让宝宝端坐，妈妈用拇指指腹按揉宝宝头顶上的百会穴，反复操作50次左右。

3 按揉印堂穴

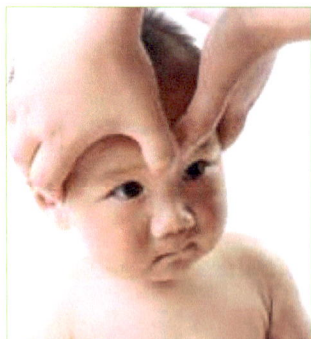

让宝宝端坐，妈妈用双手拇指指腹按揉宝宝额头处的印堂穴，反复操作50次左右即可。

④ 按揉内关穴

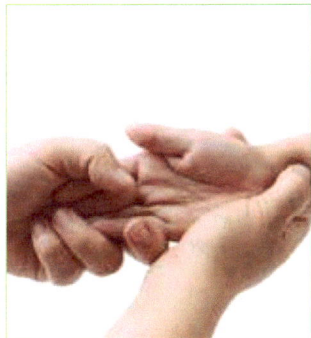

让宝宝端坐，妈妈一手抓住宝宝的左手手掌，另一手的拇指指端或指腹按揉宝宝手腕上的内关穴。反复操作50次左右，再换另一手重复操作。

⑤ 按揉心俞穴

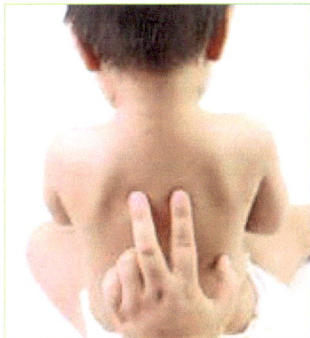

让宝宝俯卧或者端坐，妈妈用食指、中指指端按揉宝宝背部的心俞穴，反复操作20～30次即可。

⑥ 按揉极泉穴

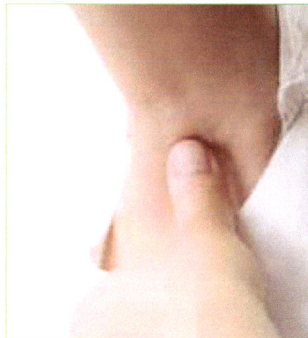

妈妈用一手抬起宝宝的左手，另一手拇指指腹点揉宝宝左手腋窝下的极泉穴50次左右，换右手重复操作。

⑦ 按揉神阙穴

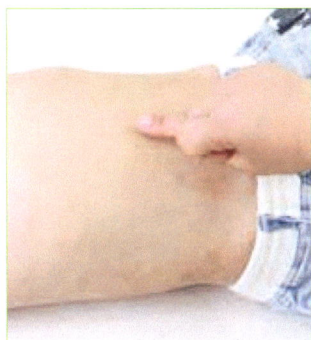

妈妈用中指指腹点揉宝宝腹部的神阙穴，也就是脐穴，可按顺时针也可按逆时针方向环揉。

⑧ 掌揉膻中穴

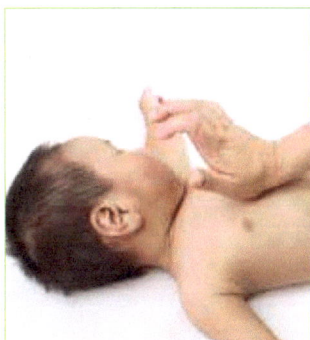

妈妈搓热双手，用一手掌心上下掌揉宝宝前胸的膻中穴及其周围30～50次。

⑨ 按揉大椎穴

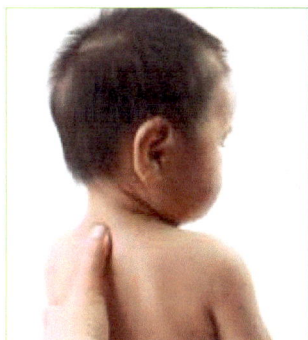

让宝宝端坐，妈妈用拇指指端按揉宝宝颈部后方的大椎穴，反复操作30次左右。

爱心抚触

1 搓揉双腿

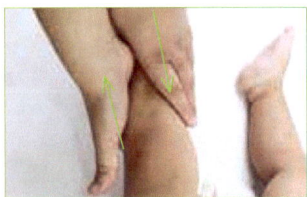

令宝宝平躺或端坐，妈妈搓热双手，用双手手掌对搓宝宝的一腿，由上而下搓揉1分钟左右，换另一腿重复操作。

2 敲打两腿

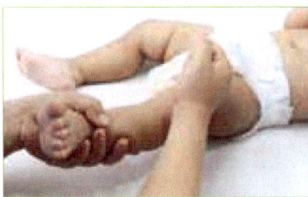

令宝宝平躺或端坐，妈妈一手握虚拳，然后由上自下轻轻地敲打宝宝一腿，约1分钟后换另一腿重复操作。

3 推摩胸腹部

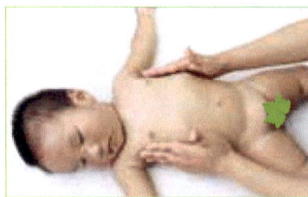

妈妈搓热双手，双手手掌置于宝宝的腋窝下，分别由腋窝处向下、向内沿着宝宝的胸部推摩至腹部，反复操作，至手下感觉温热为宜。

贴心叮咛

◎脾胃经正好经过腿的两侧及胸腹部，而且脾胃经经气最旺盛的时间正值上午，故最好在上午搓揉或敲打宝宝的双腿以及推摩胸腹部，效果会更明显。

◎按揉背部的大椎穴、心俞穴等，主要是为了保住宝宝体内的阳气，增强身体的抵抗力，但按摩时对力度的要求稍微高一些。由于背部的可耐受力相对较强，故在按揉宝宝背部的穴位时，一般建议力度稍微大一些，只要宝宝不哭闹皆可。

◎按摩宝宝腋窝下的极泉穴可能有些难度，宝宝也未必愿意配合，所以最好是以逗乐宝宝将双手举高时操作，也可由家长来辅助帮忙抬起宝宝的双手。

◎不论是按揉宝宝的膻中穴还是推摩宝宝的胸腹部，力度最好都稍微轻一些，以免影响宝宝的心脏与肺部功能。

秋季，养肺要紧

秋季万物皆熟，草木慢慢变得萧条，天气变得越来越凉爽干燥。此时阳气生衰，阴气渐重，宝宝的肺气正处于旺盛之际，但宝宝的身体以及脏腑发育还不够完善，特别容易感觉不适，故最紧要的还是要养好肺，也就是要调养秋收之气。若是不能很好地养肺，极有可能会损伤肺气，到了冬天宝宝就会经常发生腹泻不适，甚至会降低宝宝适应冬季气候的能力。

另外，肺与大肠关系紧密，若肺受到秋燥的影响，肺津就有可能不能滋养大肠，宝宝便会便秘难耐。从这一角度看，这一季节在润肺生津的基础上，还得保证肠道通畅、胃气充盛等。

经络及穴位按摩

1 按揉膻中穴

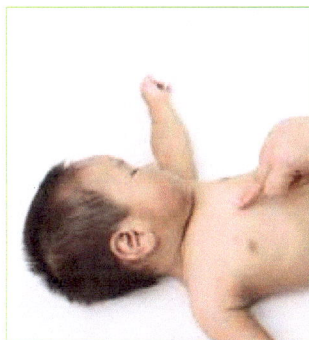

宝宝平躺，妈妈用中指指端按揉宝宝胸部的膻中穴50次左右，可按顺时针或逆时针方向按揉。

2 按揉内关穴

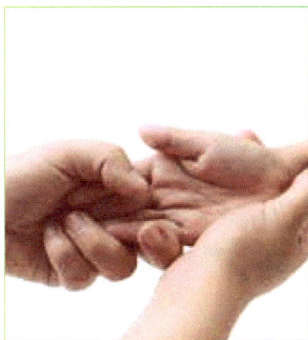

宝宝端坐，妈妈一手固定住宝宝的手掌，用另一手拇指指腹按揉宝宝手腕上的内关穴，换手重复操作，每穴各按揉50次左右。

3 点揉迎香穴

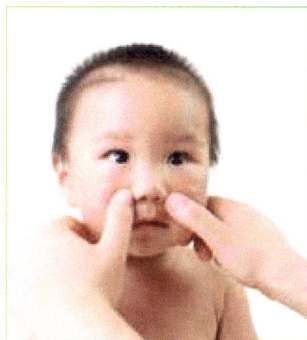

宝宝端坐，妈妈用双手的拇指指端分别置于宝宝鼻部两侧的迎香穴上，并轻轻地点揉50次左右。

④ 点揉合谷穴

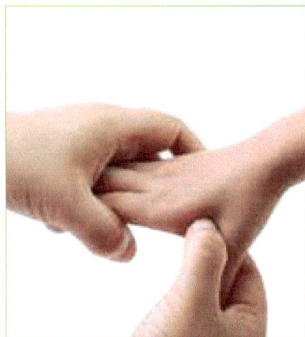

宝宝端坐，妈妈一手固定住宝宝的手部，另一手的拇指指端点揉宝宝一手上的合谷穴，换另一手同样操作，每穴各点揉50次左右。

⑤ 点按曲池穴

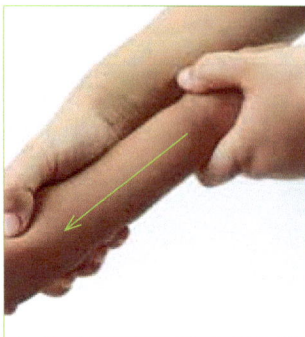

宝宝端坐，妈妈一手固定住宝宝的手肘，另一手的拇指指端点按宝宝一手臂上的曲池穴，换另一手同样操作，每穴各点按50次左右。

⑥ 按揉肺俞穴

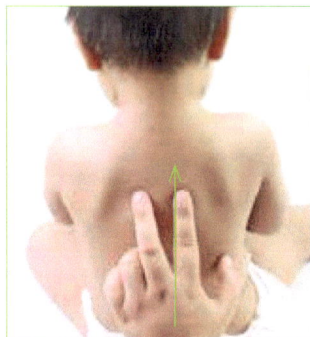

宝宝俯卧或端坐，妈妈将中指与食指指腹分别置于宝宝背部两侧的肺俞穴，然后同时做环形揉动，每穴各按揉50次左右。

爱心抚触

① 擦大鱼际

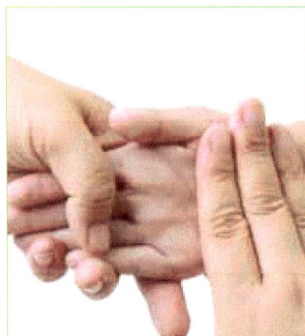

宝宝平躺，妈妈用除拇指以外的四指摩擦宝宝手部的大鱼际处，反复操作1分钟左右即可。

② 摩腹

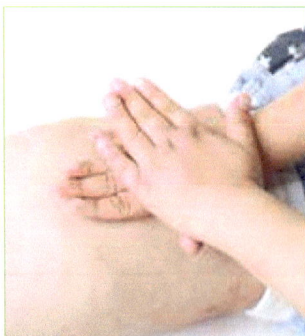

宝宝平躺，妈妈搓热双手，双手重叠，先按顺时针方向再按逆时针方向揉按宝宝的腹部，每个方向各按揉1分钟左右即可。

③ 推擦腿内侧

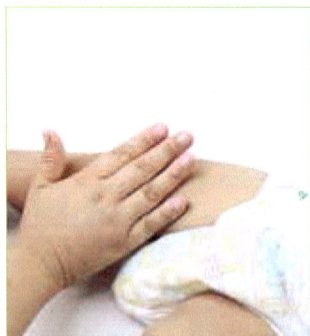

宝宝平躺，妈妈用一手手指推擦宝宝的腿内侧，由上而下反复推擦约1分钟，换腿同样操作。

贴心叮咛 ✂

◎ 无论是摩擦宝宝手部大鱼际还是大腿内侧，力度均以手下微微发热为宜，时间也不宜过长，控制在半分钟至1分钟即可。

◎ 按摩宝宝鼻部穴位时，宝宝可能会左右摇头来干扰妈妈，最好不要强行固定住宝宝的头部按摩，而应该用逗乐的方式来转移宝宝的注意力，轻松而愉快地完成该穴位的按摩。

◎ 按摩宝宝手部穴位时，用手辅助固定是一方面，另一方面还可给宝宝唱儿歌或者说说话来分散注意力，让宝宝欣然地接受一系列的手部按摩。

爸爸妈妈帮帮忙：BABY 健康日常养护须知

◎ **多吃白色食物**：肺与白色相对应，故日常生活中，可给宝宝多喂食些白色食物，如梨、白萝卜、莲藕、百合、银耳等，起到养肺功效。但是这类食物多偏寒凉，生吃容易伤及脾胃，故建议最好煮熟后给宝宝喂食。

◎ **少吃干燥食物**：不要让宝宝吃过于干燥的食物，比如油炸薯片、薯条等，天干物燥的秋季吃多了，宝宝极易上火而引起口腔不适、便秘等。

◎ **少吃寒凉瓜果**：秋季是夏转冬的过渡季节，由凉而渐寒，阳气开始下降，身体抵抗力下降，此时最好不要让宝宝吃太多瓜果，以免坏肚而引起腹泻不止，伤及宝宝的肠胃道。

◎ **逐渐添衣**：秋凉，宝宝的衣服要逐渐添加，不宜一下加得太多，只要比大人多穿一件即可。一旦穿得太多反而会因为过暖而出汗太多，更容易损伤体内的阳气。

冬季，固肾为本

冬季草木皆凋零，万事万物逐渐闭藏起来，连人体的阳气也潜藏于内了，人体的阴阳消长代谢开始放慢脚步，所以整个冬天最基本的养生原则就是"藏"。很明显，闭藏之后，人体的新陈代谢相应降低了，人体唯有依靠肾这一生命的原动力来确保生命活动，并能更好地适应自然界的变化。冬季寒气逼人，肾功能一旦失调，机体就难以抵挡住严冬的考验，新陈代谢也会因失调而容易致病。所以，想要安然地度过整个冬天，最基本的就是要养肾抗寒。

另外，冬季里阴长阳消，可以说是一年中阴气最重的季节。为了顺应冬天阴长的天时，宝宝尤其是阴虚的宝宝应及时地补阴，以便更好地调整、恢复体内的阴阳平衡。

经络及穴位按摩

1 按揉肾俞穴

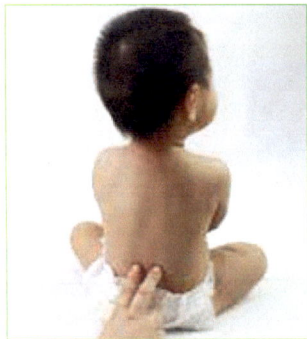

宝宝俯卧或端坐，妈妈用食指、中指分别置于宝宝背部两侧的肾俞穴，然后轻轻地按顺时针方向环形揉动肾俞穴约1分钟。

2 按揉命门穴

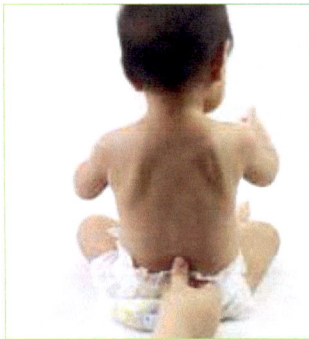

宝宝俯卧或端坐，妈妈用拇指指腹按揉宝宝背部的命门穴，左右两侧穴位交替按揉，反复操作30次左右即可。

3 按揉关元穴

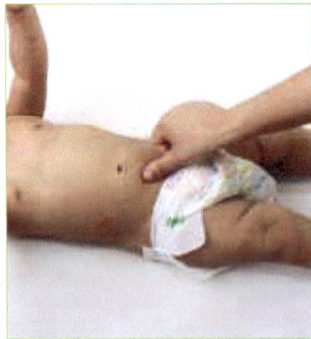

宝宝平躺，妈妈用拇指指腹按揉宝宝腹部的关元穴，每按揉10次，还可以轻轻地按压一下。可以按揉到宝宝哭闹不配合即止。

❹ 按揉丹田

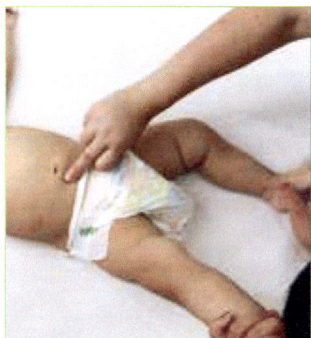

宝宝平躺，妈妈用中指指端或掌根按揉或揉动宝宝腹部的丹田穴，反复操作60～100次即可。

❺ 按揉神阙穴

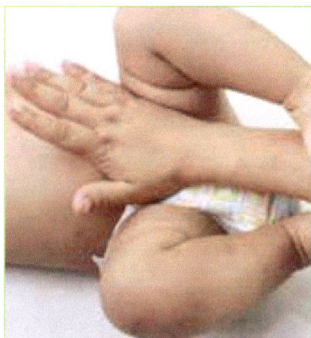

宝宝平躺，妈妈搓热双手，用掌根按照顺时针方向揉动宝宝腹部的神阙穴，也就是所谓的脐穴，至手下感觉微热即可。

❻ 按揉足三里穴

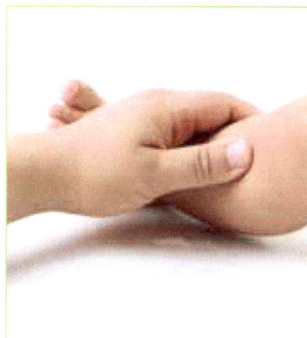

宝宝端坐，妈妈用拇指指腹按揉宝宝腿上的足三里穴，双腿交替进行，每穴按揉30次左右即可。

❼ 按揉三阴交穴

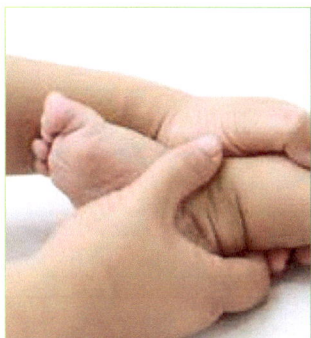

宝宝端坐，妈妈用拇指或食指指端按揉宝宝一腿上的三阴交穴，双腿交替进行，每穴按揉50次左右即可。

❽ 按揉太溪穴

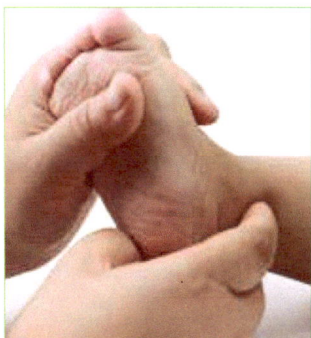

宝宝端坐，妈妈用拇指或食指指腹按揉宝宝一脚上的太溪穴，双脚交替进行，每穴按揉50次左右即可。

❾ 按揉涌泉穴

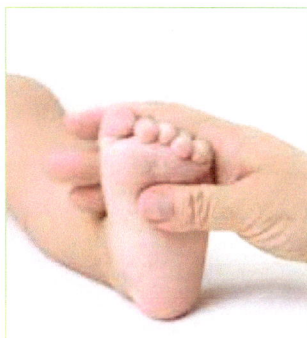

宝宝端坐，妈妈用拇指指腹按揉宝宝一脚上的涌泉穴，双脚交替进行，每穴按揉30～50次即可。

爱心抚触

1 搓揉双腿

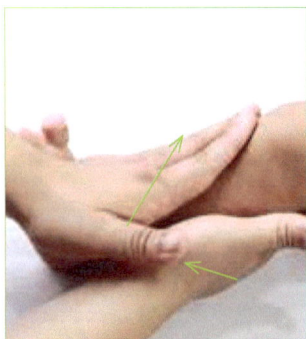

宝宝端坐，妈妈搓热双手，用全手掌对搓宝宝的腿部，由上至下反复操作约2分钟即可。

2 由上而下推擦背

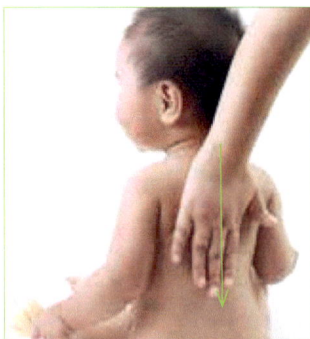

宝宝俯卧或端坐，妈妈搓热双手，用手掌心由上而下推擦宝宝的背部，反复操作3分钟左右。

3 横擦腰骶部

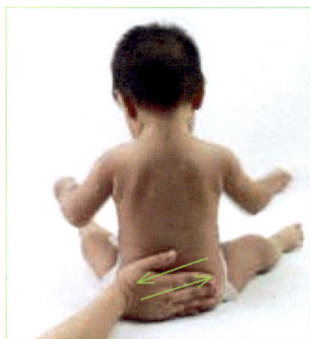

宝宝俯卧或端坐，妈妈搓热双手，用手掌横擦宝宝的腰骶部，至手下感觉微微发热为宜。

贴心叮咛

◎ 按揉宝宝的涌泉穴、太溪穴时，力度可以稍重些，以便加强培肾固本的功效。另外，也可将按揉涌泉穴改为掌擦涌泉穴，至脚下发热即可，这样操作效果同样很明显，而且更利于操作。

◎ 可以先搓揉宝宝的双腿，待血液循环加快后，再开始进行腿部某些穴位的按摩，补肾益气、强身健体的功效会更明显。

◎ 关元穴、丹田穴、神阙穴的位置相对比较集中，若是给太小的宝宝按摩，宝宝也不太配合，不妨直接搓热双手，进行大范围的腹部按摩，效果也是不错的。

◎ 按摩宝宝的背部及其相关穴位时，记得给宝宝盖上一层薄毛毯或浴巾，以免宝宝整个背部裸露在外而受风着凉。

第六章

日常生活篇：
随时随地给宝宝做按摩与抚触

　　家长通过按摩与抚触，可以刺激宝宝的感觉器官，让宝宝的感觉器官发育更好，从而增进宝宝的神经系统反应，也可以让宝宝对周围的环境更加熟悉，提高宝宝的认知度。通过抚触，还可以增进宝宝与家长之间的感情。既然给宝宝做按摩抚触好处这么多，那么在我们的日常生活中自然也不要错过给宝宝做按摩抚触的机会。建议家长朋友们，只要有时间，最好能够随时随地给自己的宝宝做按摩与抚触。

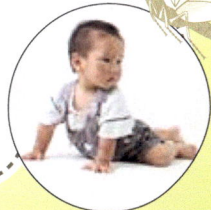

洗浴时

给宝宝洗澡有助于宝宝皮肤清洁，尤其是婴幼儿时期的宝宝，更应该注意宝宝的皮肤清洁。洗澡时，要多留意宝宝的腋下、颈部、腹股沟、大腿根部等皱褶处，一定要将隐藏的污垢清理干净，避免宝宝皮肤破损后引起细菌感染。另外，给宝宝洗澡，还可以促进宝宝血液循环，促进宝宝的生长发育。在洗澡的过程中，家长通过与宝宝的交流，还可以增进与宝宝之间的感情。

经络及穴位按摩

1 按百会

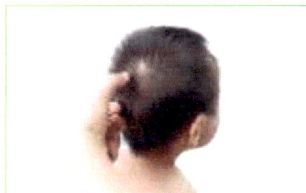

百会穴在宝宝两个耳尖连线与头部正中线的交点处。妈妈用拇指按宝宝的百会穴。可以促进宝宝身体各个技能平衡，起到醒脑健脑的作用。

2 点按督脉

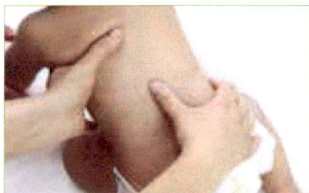

用拇指按在宝宝的背部，稍稍用力点按。在点按的同时，也可以左右波动拇指，但是力度不宜过大。在按摩完毕之后，将手掌紧贴在宝宝的背部，轻揉宝宝的背部，让宝宝放松。

3 按揉三阴交

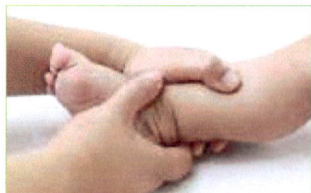

三阴交位于宝宝内踝上方3寸处。用拇指或食指的指端，轻轻地按揉宝宝的三阴交穴。

4 按揉足三里

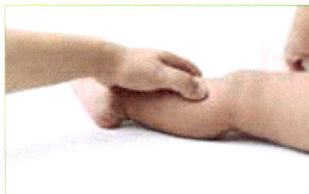

用拇指按摩宝宝的足三里，其他四指抓住宝宝的小腿，拇指微微用力按揉足三里。

爱心抚触

1 轻揉头部

2 轻拿手臂

3 全掌摩揉胸腹部

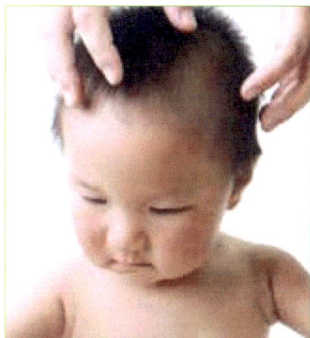

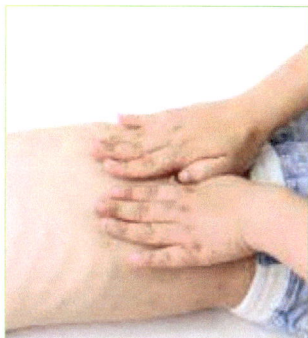

用十指指腹紧贴在宝宝的头皮，带着宝宝的发根揉动，注意不要发生摩擦。

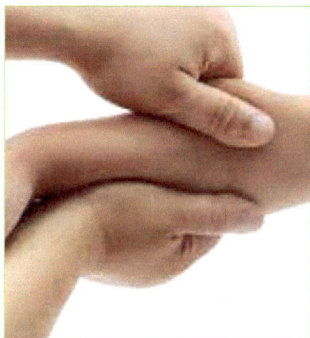

用手掌以及指腹用力将宝宝的手臂拿起，轻轻的捏拿宝宝的手臂肌肉，每次捏拿后稍作停留后再还原，可以促进宝宝手臂肌肉生长。

用手掌轻轻摩揉宝宝的胸腹部，着力处时要轻柔，在宝宝的肋骨可以改为手指揉动。摩揉胸部时，重点要摩揉宝宝的胸骨，摩揉腹部时，重点要摩揉宝宝肚脐周围。摩揉宝宝的胸腹部可以使宝宝的内脏平和舒缓。

4 足底画圈和搓足底

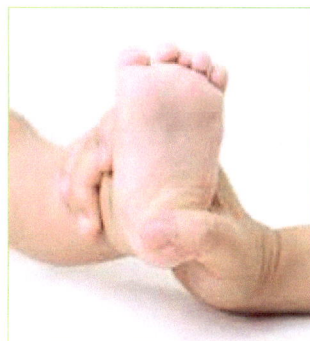

妈妈用拇指放在宝宝的足跟处，以宝宝的足跟为中央，向着宝宝的足底四周画圈。然后，再用拇指一上一下搓动宝宝的脚底，用其余的四指握住宝宝的脚背，适当用力按摩。

贴心叮咛

◎ 不要过于频繁的给宝宝洗澡，宝宝的皮肤很稚嫩，如果每天洗多次澡，会给宝宝的皮肤带来损伤。

◎ 给宝宝洗澡时，要注意水温，避免水温过热将宝宝烫伤。

◎ 洗澡时最好不要给宝宝使用洗浴用品，因为一些洗浴用品中含有化学成分，对宝宝的皮肤会产生刺激。

◎ 每次洗澡的时间不宜过久，建议10分钟即可。

◎ 给宝宝选择洗浴用品时，要先在宝宝的肌肤上滴一滴，做一下皮试，确定不过敏后再给宝宝使用。

◎ 宝宝洗澡时给宝宝做按摩的同时，也可以和宝宝多说话，按摩的时候可以告诉宝宝："这里是你的小手，这里是你的小脚，这里是你的胳膊……"让宝宝了解自己的身体结构。

爸爸妈妈帮帮忙：BABY 健康日常养护须知

◎ **给宝宝洗澡时要注意室内温度**：如果室内温度过低，建议使用空调将室内温度升高后再给宝宝洗澡，避免宝宝着凉感冒。

◎ **不要在浴霸下给宝宝洗澡**：很多家长觉得室内温度低，干脆就带着宝宝在浴室里开着浴霸洗澡。但是，浴霸的光太过刺眼，很容易刺激宝宝的眼睛，影响宝宝的视力。

◎ **按摩时要注意安全**：在水中给宝宝按摩时，一定要注意宝宝的安全，千万不要让宝宝溺水。

洗浴后

宝宝洗浴后浑身都处于放松状态，这个时候对宝宝进行按摩抚触效果特别好。洗浴后给宝宝做按摩抚触，可以增强宝宝的安全感，提升宝宝的自信心。通过按摩，会让宝宝的身体更加舒适，而且也可以让宝宝的精神上觉得欢愉兴奋。通过抚触，可以刺激宝宝的淋巴系统发育，增强宝宝的抵抗力，改善宝宝的睡眠质量，减少宝宝哭闹的情况发生，还可以促进宝宝对饮食的吸收，有利于好好成长发育。

经络及穴位按摩

1 按揉前承山

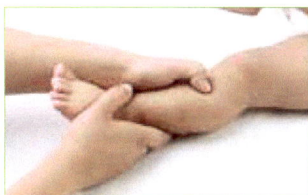

前承山位于宝宝前腿胫骨旁，与后承山相对的位置。用拇指按揉宝宝的前承山。每次揉30次。

2 按揉昆仑

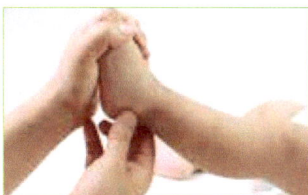

昆仑穴位于宝宝外脚踝交点与跟腱之间的凹陷位置。用拇指指尖掐住，然后按揉昆仑穴。每次按揉2～3分钟。

3 揉掐足三里

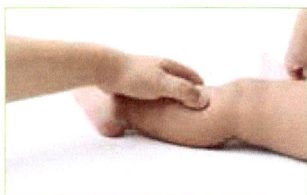

足三里位于宝宝外膝眼下方3寸处，胫骨旁1寸处。用拇指指端按揉宝宝的足三里，或用拇指的指甲掐足三里。每次揉掐50～100次。

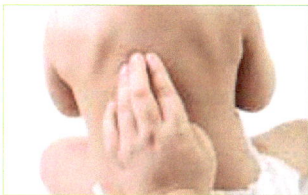

让宝宝俯卧或端坐，妈妈将食指、中指以及无名指三指并拢，沿着宝宝的颈部，由上至下按揉。每次按揉2～3分钟。

4 揉督脉

爱心抚触

1 揉面颊

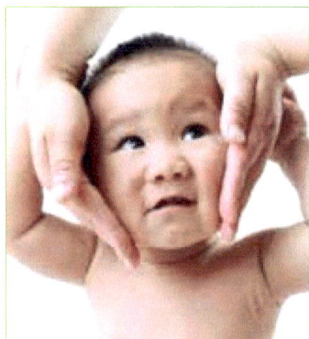

将双手放在宝宝的脸颊两侧，用指腹轻揉宝宝的面颊，可以促进宝宝脸部的血液循环。

2 揉耳朵

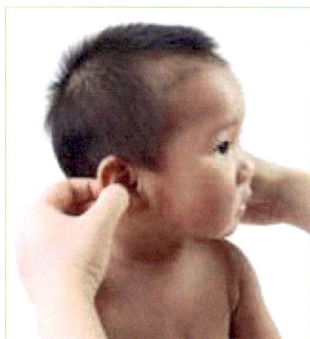

用拇指、食指以及中指一起配合，三个手指一起揉捏宝宝的耳郭，直到宝宝的耳朵有胀热感。揉耳朵可以起到全身保健的作用。

3 指揉手臂

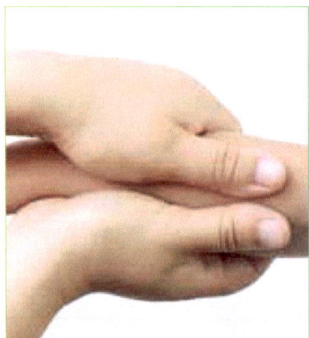

妈妈用拇指的指腹着力，紧贴着宝宝的手臂皮肤，按照顺时针或是逆时针的方向揉动宝宝的手臂。注意不要发生摩擦，这样可以增强宝宝全身各个脏器的功能。

4 揉背部中线两旁

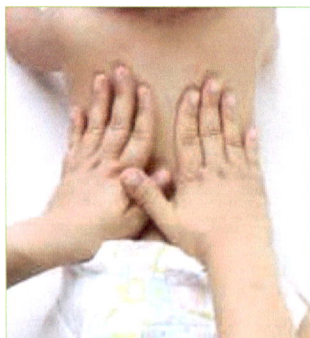

宝宝的背部中线两旁1.5寸处有很多穴位，让宝宝趴在床上，为宝宝按摩背部，不仅可以起到调节宝宝脏腑功能的作用，还可以起到安神保健的作用。

贴心叮咛

◎ 刚洗过澡的宝宝，很容易着凉，因此建议家长要为宝宝做好保暖工作，先用浴巾将宝宝身体上的水擦干。

◎ 在宝宝的皮肤褶皱中涂抹爽身粉，尤其是宝宝的臀部以及大腿根部，保持皮肤干燥避免发生破损或感染。

◎ 在给宝宝做按摩的时候，为了避免宝宝的皮肤被自己弄伤，建议家长可以在宝宝的皮肤上涂抹一些护肤油或润肤露。

◎ 如果发现宝宝皮肤上有红疹，或是宝宝的肌肤有破损现象，按摩抚触的时候应该尽量避免在这些部位按摩，以免发生感染。

◎ 如果宝宝在洗澡之后感觉很疲倦，对于家长的按摩和抚触不配合，家长不要强求宝宝配合自己，应该先让宝宝好好休息。

◎ 宝宝的肌肤很稚嫩，家长在给宝宝按摩抚触的时候，尽量避免用力过猛，以免伤害了宝宝的肌肤。但是，按摩力度也不能太小，避免造成宝宝瘙痒。

爸爸妈妈帮帮忙：BABY 健康日常养护须知

◎ 每次宝宝洗浴后，给宝宝抚触的时间不宜过长，时间最好控制在5～15分钟之内。

◎ 给宝宝做按摩抚触的时候，要注意调整宝宝的体位，尽量让宝宝处于一种舒适的感觉。

◎ 给宝宝选择润肤油的时候，一定要注意先在宝宝的皮肤上滴一小滴，做一下皮试。如果宝宝没有过敏反应，再继续给宝宝使用。

◎ 宝宝刚洗过澡之后，全身的毛孔都处于敞开的状态，这个时候不宜让宝宝吹冷风，要注意保暖，避免宝宝感染风寒。

更换尿布后

为小宝宝更换尿布，是每一个家长每天都要做的事情。通常宝宝在更换尿布之前会显得心情烦躁，这是因为宝宝的小屁屁包裹在湿哒哒的尿布中不舒服造成的，而更换尿布之后，宝宝的小屁屁又恢复到了干爽的状态，也因此宝宝的心情也会变得更好，在这个时候给宝宝进行按摩抚触无疑是最好的时机了，小宝宝也会格外配合。

经络及穴位按摩

1 开天门

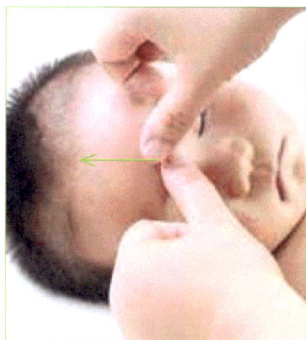

让宝宝仰卧，用双手的四指固定住宝宝的头部，再用双手拇指的指腹从宝宝的眉心开始，向上推至发际处。每次推50～100次。

2 揉百会

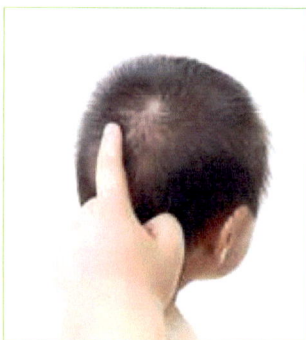

让宝宝仰卧或者端坐，用拇指或中指按揉宝宝头顶的百会穴。每次按揉30～50次。

3 分推膻中

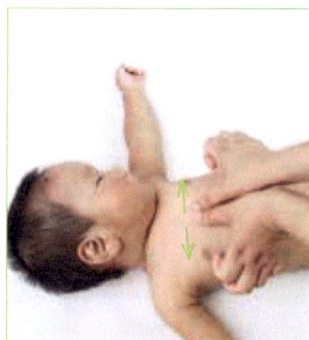

让宝宝仰卧，用双手的拇指指腹按在宝宝的膻中穴上，从膻中穴开始向两边分推。每次推30～50次。

④ 揉丹田

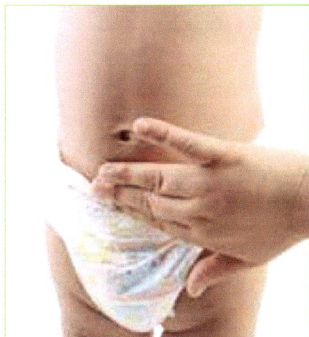

妈妈用食指、中指以及无名指三指并拢，按在宝宝的腹部丹田穴，按揉1～2分钟。

⑤ 捏脊

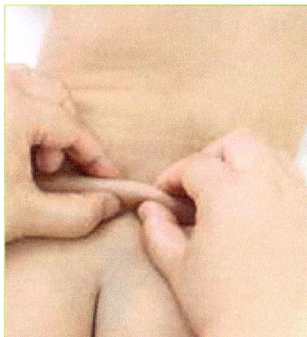

妈妈用双手的拇指与食指以及中指，拿起宝宝脊椎两侧的皮肤，再缓缓地向上推动。要注意推动的过程中，拇指始终在下，而食指与中指则是在上方，三根手指配合不停的捻动宝宝的背部皮肤。每捻动3次，就可以向上提拉一次。

爱心抚触

① 掌揉腹部

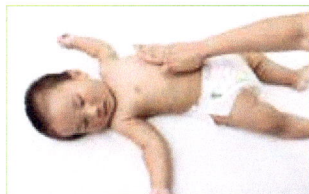

让宝宝仰卧，将整只手掌按在宝宝的腹部上，先按照顺时针的方向按揉1～2分钟，再按照逆时针的方向按揉1～2分钟。

② 揉肚脐

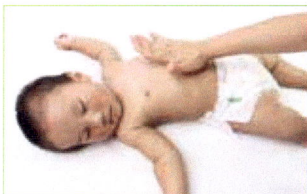

让宝宝仰卧，用掌根按在宝宝腹部，围绕着肚脐顺时针按揉1～2分钟，再逆时针按揉1～2分钟。

③ 推腿

④ 挤揉臀部

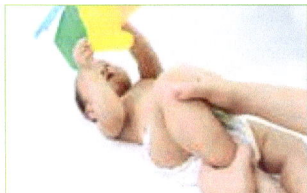

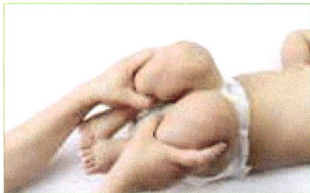

让宝宝仰卧，先用两只手握住宝宝的膝盖，再将两只手向上推宝宝的双腿，让宝宝的腿部紧贴在宝宝的腹部，然后将宝宝的腿伸直。反复重复该动作10～20次。

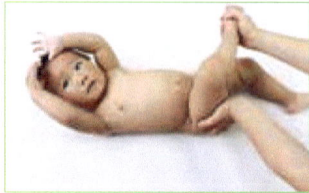

将宝宝的左脚跟握在左手掌中，尽量将其靠近宝宝的腹部，臀部就会自然提起。将右手从宝宝左臀抬起处，放在左臀下方，用整个手掌包住宝宝的臀部，挤揉宝宝臀部。右臀处也如此。

贴心叮咛

- 给宝宝做按摩抚触的时候，眼睛一定要与宝宝对视，家长要面带微笑，并且轻声细语的与宝宝说话，增进彼此的感情。
- 宝宝在换过尿布之后，心情会比较好，家长不妨延长一些按摩抚触的时间，在按摩抚触时可以与宝宝说话，也可以播放一些舒缓的音乐。

爸爸妈妈帮帮忙：BABY 健康日常养护须知

- 给宝宝更换尿布时要注意卫生，宝宝的臀部一定要用清水洗净，不然很容易发生红屁股。
- 宝宝的尿布最好选择白色纯棉质地的尿布，避免给宝宝使用后产生过敏现象。
- 宝宝的尿布要定期消毒，可以将宝宝的尿布放在沸水中煮一段时间，也可以用专用的消毒液进行消毒。
- 如果宝宝得了尿布疹家长不要太过紧张，要注意保持宝宝小屁屁干燥，同时也要注意卫生，不要让宝宝皮肤表面破损感染。
- 给宝宝包尿布时，一定要注意尿布不要包裹得太紧，也不要太松。包裹太紧会让宝宝觉得呼吸困难，而包裹太松会让污物渗漏。

睡前

睡眠对于宝宝健康非常重要，高质量的睡眠可以促进宝宝成长发育。可是，宝宝由于年龄小，所以神经系统发育并不完全，因此宝宝很容易受到惊吓，一旦受到刺激后，就会影响睡眠质量。因此，给宝宝睡前做一下按摩抚触就必不可少了，睡前为宝宝适当做按摩抚触，可以起到安神保健的作用，这样一来宝宝就可以睡上一个好觉了。

经络及穴位按摩

① 揉内关

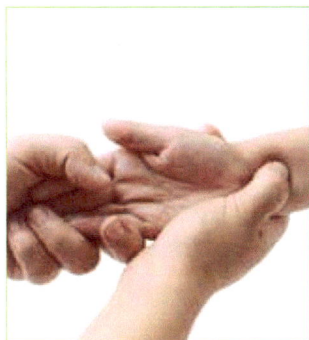

一手握住宝宝手掌，用另一只手抓住宝宝的手腕，用拇指按揉宝宝的内关穴。每次按揉100次。

② 揉神门

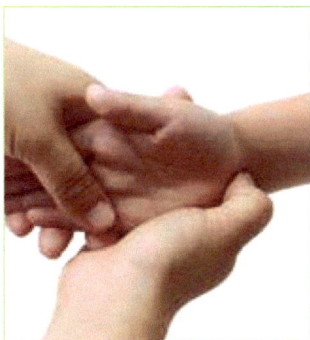

一只手握住宝宝的手掌，用另一只手的拇指与食指着力，用拇指按揉宝宝的神门穴。每次按揉100次。

③ 揉督脉

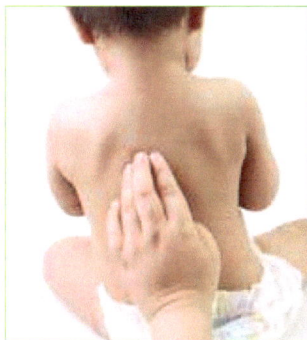

将食指、中指以及无名指三指并拢，将三指放在宝宝的颈部下方，由上至下按揉宝宝的督脉。每次按揉2分钟。

爱心抚触

1 揉眼周

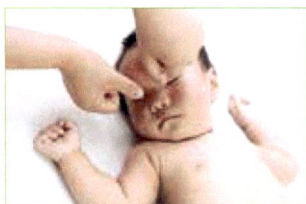

让宝宝将眼睛闭上，先用拇指在宝宝的眼睛周围按揉，再用手指的指腹轻轻地按压宝宝的眼球，最后用拇指与食指在宝宝的眼眶周围轻轻地按揉。这样做可以改善宝宝眼部的供血功能，可以预防近视。

2 提耳朵

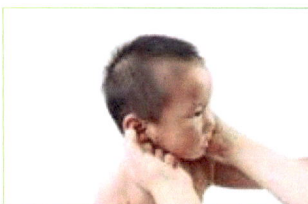

用拇指与中指配合，将宝宝的耳朵轻轻向上提起，注意要拿稳，不要中途滑脱，当宝宝耳郭有较强的胀热感再停止。

3 拉耳垂

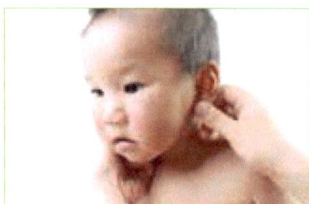

用拇指与食指配合，轻轻向下拉宝宝的耳垂，直到宝宝的耳垂出现胀热感后停止。

4 由上向下挤捏腿

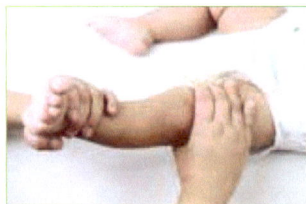

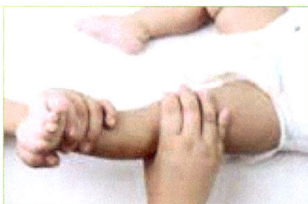

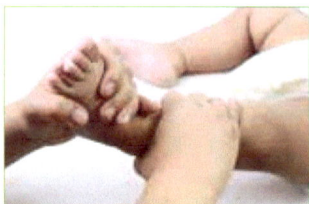

妈妈用双手在宝宝的大腿、膝盖、小腿以及脚踝处轻轻挤捏按摩。每次按摩2分钟。

5 挤捏手臂

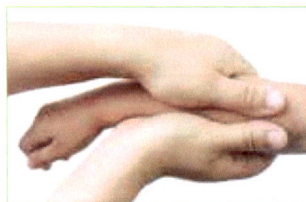

用双手在宝宝的胳膊上挤捏按摩，切忌力度不要过大。每次按摩2分钟。

贴心叮咛

◎ 给宝宝做睡前按摩抚触时，可以一边按摩一边和宝宝说话，或是给宝宝讲故事，这样更容易促进宝宝的睡眠。

◎ 如果宝宝睡不着，建议可以和宝宝玩一些比较安静的游戏，切记不能玩一些让宝宝觉得兴奋的游戏，不然宝宝入睡会变得更加困难。

◎ 很多宝宝睡觉之前喜欢哭闹一会，家长一定要有耐心，此刻应该多给宝宝一些拥抱，细声安慰宝宝。

◎ 如果宝宝晚上入睡比较困难，建议家长关掉电视和电灯，为宝宝营造一个安静的环境，这样可以促进宝宝睡眠。

◎ 让宝宝养成按时睡觉的好习惯，如晚上经常睡得很晚的宝宝，建议白天时少让宝宝睡觉，这样就可以让宝宝晚上早点睡。

爸爸妈妈帮帮忙：BABY 健康日常养护须知

◎ **睡前不吃油腻食物：** 有些家长喜欢吃宵夜，因此宝宝也会跟着一起吃。宝宝在饱餐之后很难入睡，尤其是吃了油腻的食物，食物不容易消化，不仅影响宝宝的睡眠，还会让宝宝产生胃部不适的症状。

◎ **保持室内空气流通：** 很多家长怕宝宝冷，喜欢在睡觉的时候把门窗都关好，岂不知在夏季里，不流通的室内空气，会影响宝宝的睡眠质量，也会影响宝宝的身体健康。

◎ **不要给宝宝穿太多衣服：** 很多家长担心宝宝睡觉时踢被子着凉，因此会为宝宝穿多一些衣服。可是衣服穿的太多，宝宝的身体会有一种被束缚的感觉，同样会影响宝宝的睡眠质量。

喂奶后

处于哺乳期的小宝宝，由于消化功能还没有发育完善，因此很容易在吃奶之后产生一系列消化不良的症状，还有一些宝宝会吐奶。很多妈妈看见宝宝难受的样子都会不知所措，其实在给宝宝喂奶后，对宝宝进行一系列的按摩抚触是可以有效避免宝宝发生消化不良的现象的。

经络及穴位按摩

① 补脾经

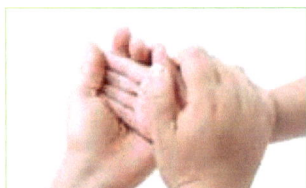

一只手握住宝宝的四根手指，用拇指与食指捏住宝宝的拇指，顺时针按揉300次。

② 清大肠经

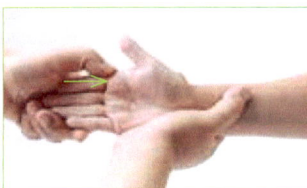

一只手握住宝宝的手腕，用另一只手的拇指按揉宝宝的食指。每次按揉200次。

③ 推六腑

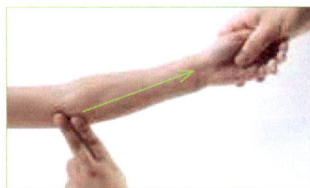

让宝宝的手臂微微弯曲，左手抓住宝宝的手臂，将右手食指与中指并拢，从宝宝的手肘处开始，缓缓地向宝宝的手腕处推。每次推200次。

④ 推下七节骨

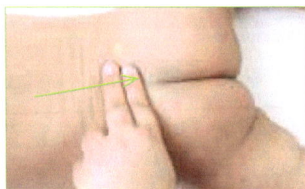

让宝宝趴在床上，用拇指桡侧面或食指、中指的指面，从宝宝的第四节腰椎自上而下的呈直线推送。每次推送100次。

⑤ 清肝经

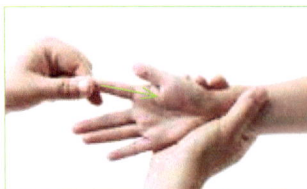

一手握住宝宝的手腕，让宝宝的食指伸直。用另一只手沿着宝宝食指的指端，向着宝宝的指根方向直线推动。每次推动200次。

⑥ 补肾经

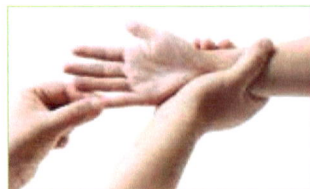

妈妈用用拇指罗纹面着力，在宝宝小指的末节螺纹面上旋推。每次推100～500次。

爱心抚触

1 拍背

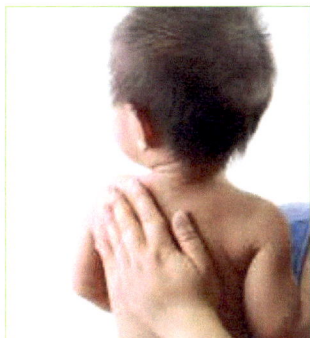

将宝宝的头部靠在自己的肩膀上，用一只手支撑住宝宝的头部与背部，再用另一只手轻轻拍宝宝的背部。每次拍背3分钟。

2 掌跟揉腹部

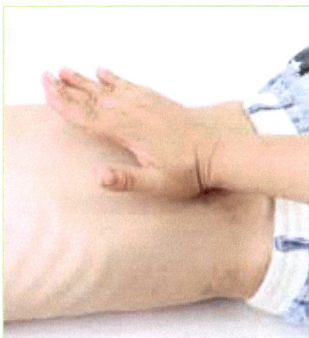

让宝宝仰卧，将手掌紧贴在宝宝肚脐的位置，掌根着力，在宝宝的肚脐周围按揉。当感觉到宝宝的肚皮有温热感后，即可停止按揉。

3 腹部画圈

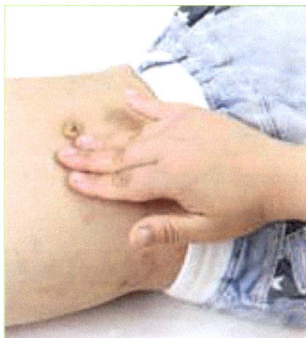

让宝宝仰卧在床上，妈妈将食指、中指、无名指并拢，贴于宝宝小肚子上，在宝宝小肚子上不停画圈。

贴心叮咛

◎宝宝刚刚吃过奶后，不宜立刻让宝宝躺下，应该让宝宝保持直立姿势，避免吐奶。

◎刚喂过奶后，不宜立刻为宝宝做抚触按摩，否则容易让宝宝发生呕吐。

◎当宝宝情绪不好时，或一直不停地哭闹不配合家长的抚触时，家长不要强行为宝宝进行抚触。

◎为宝宝做按摩抚触的时候，家长眼睛要看着宝宝，并且与宝宝进行交流，可以为宝宝轻声念儿歌。

◎宝宝刚吃过奶后，不宜进行剧烈运动，在这个时间不要逗宝宝，以免引起宝宝吐奶。

啼哭

小宝宝啼哭其实是一件非常正常的事情，因为宝宝小不会用语言表达自己的思想，所以会用啼哭的方式来表达他的思想。虽然说宝宝啼哭时一件正常的事情，但是宝宝总是在夜晚时不停啼哭，家长就需要注意了。宝宝喜欢在夜晚啼哭，不仅影响宝宝的休息，还影响宝宝的发育。经常为宝宝按摩抚触，可以缓解宝宝啼哭的情况。

经络及穴位按摩

1 揉百会

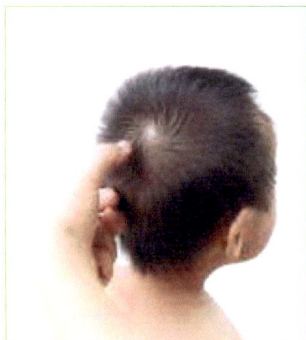

让宝宝仰卧，用拇指按在宝宝头顶的百会穴上，按揉宝宝的百会穴。每次按揉1分钟。

2 按摩中脘

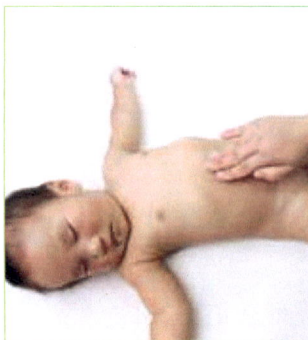

让宝宝仰卧，将食指、中指以及无名指三指并拢放在宝宝的中脘穴上，按揉宝宝的中脘穴，力度由轻至重。每次按摩3分钟。

3 补脾经

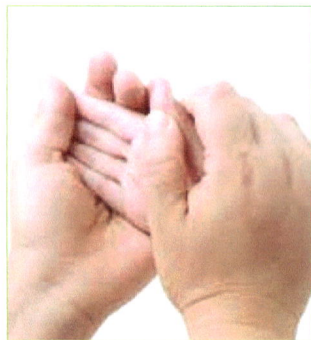

一只手握住宝宝的四根手指，用拇指与食指捏住宝宝的拇指顺时针按揉200次。

④ 清肝经

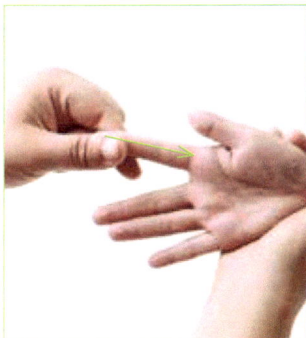

一手握住宝宝的手腕，让宝宝的食指伸直。用另一只手沿着宝宝食指的指端，向着宝宝的指根方向直线推动。每次推动200次。

⑤ 推三关

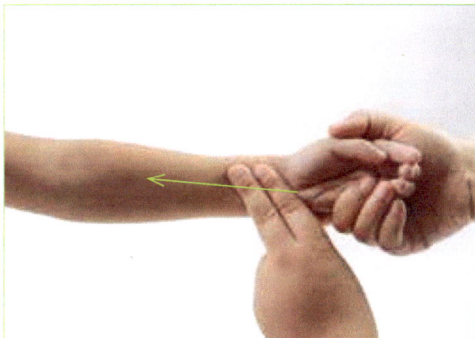

让宝宝的手臂伸直，用左手托住宝宝手臂，右手的食指与中指并拢，从宝宝的手腕处向手肘处慢慢推。每次推100次。

⑥ 推六腑

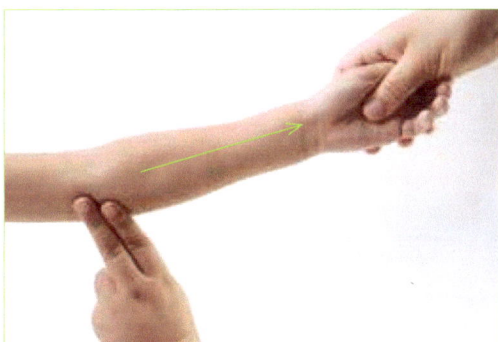

让宝宝的手臂微微弯曲，左手抓住宝宝的手臂，将右手的食指与中指并拢，从宝宝的手肘处开始，缓缓地向宝宝的手腕处推。每次推100～200次。

⑦ 按揉足三里

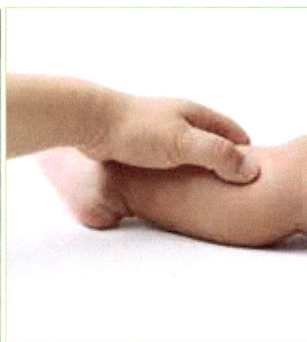

用拇指按住宝宝的足三里，先轻轻地按揉，力度逐渐加大。每次按揉1分钟。

爱心抚触

1 掌揉腹部

3 抱起拍背

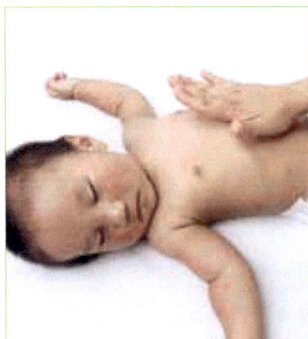

将手掌放在宝宝的腹部，用掌心按在宝宝的肚脐位置，按照顺时针的方向摩擦宝宝的腹部，摩擦3分钟。

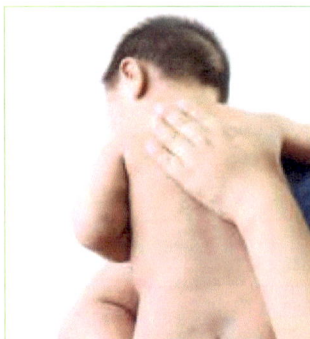

将宝宝抱起来，让宝宝爬在妈妈一侧肩上，用手掌轻拍宝宝的背部，直至停止哭泣。

2 脸上画"笑脸"

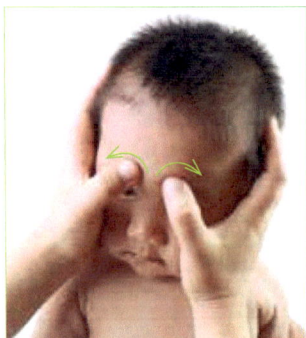

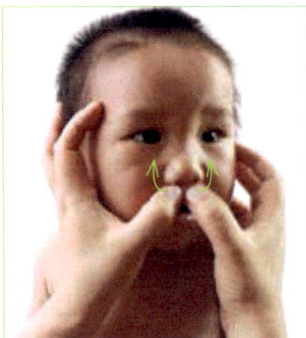

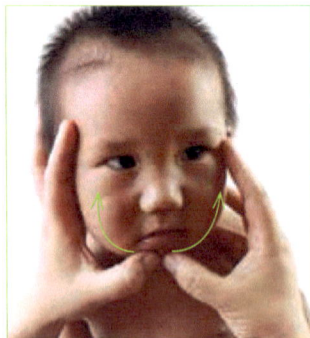

双手拇指放在宝宝两眉中间，用指腹从眉头往外推压至太阳穴；妈妈拇指放在上唇人中处，分别向两侧滑动到脸颊处；拇指从宝宝下巴处沿着脸的轮廓往外推压，至耳垂处停止。妈妈边抚触边念：小脸蛋，真可爱，妈妈摸摸更好看。

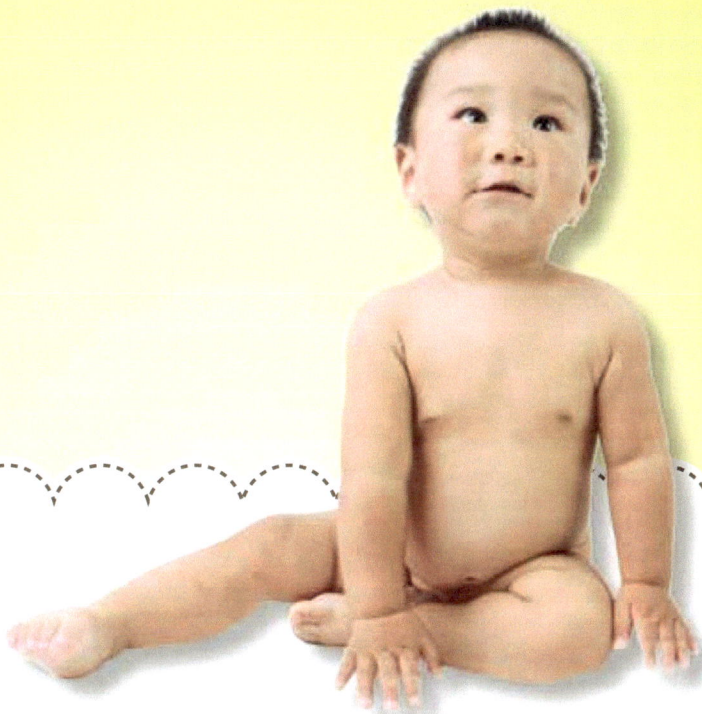

第七章

成长篇：
父母帮扶，让宝宝健康度过每个
重要阶段

处于婴儿时期的宝宝，需要家长格外用心呵护才能够健康成长。而婴儿时期的宝宝同样也需要学习很多东西，在这个重要的阶段里，作为家长一定要帮助宝宝顺利度过每个阶段的学习才行。通过按摩抚触宝宝身体上的穴位，抚触宝宝的肌肤，就可以起到很好的帮助作用。这一章我们就一起来学习一下，如何通过按摩抚触帮助宝宝度过每个重要阶段吧！

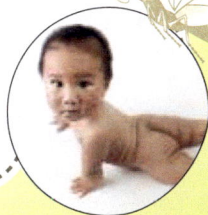

翻身

当宝宝翻身后，就可以随意地改变自己的体位，这也是宝宝学会的第一项运动。当宝宝学会翻身后，就意味着宝宝已经掌握了一项运动技能了。学会翻身的宝宝可以接触事物便会更多，而且也可以扩大宝宝的视野，掌握翻身可以促进宝宝的智力发育。但是，宝宝在翻身的时候，家长一定要在一旁看护，而对于刚刚学会翻身的宝宝，家长需要格外用心照顾，避免发生意外。

经络及穴位按摩

1 推风池穴

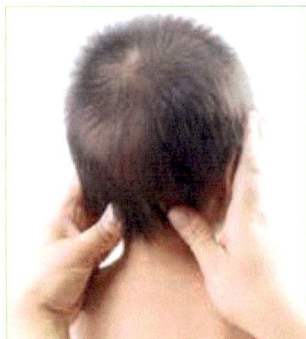

风池穴在宝宝发际两侧的凹陷处。用双手扶住宝宝的头部，将拇指按在宝宝的风池穴上，按揉宝宝的风池穴。每次按揉30～50次。

2 按摩肩井

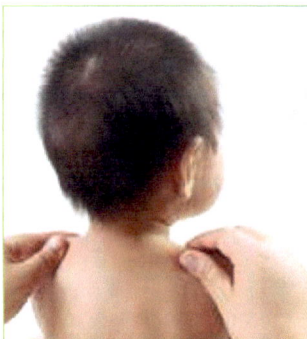

用拇指和食指相对用力，在宝宝肩井穴上进行提拿肩井，再用拇指的指端按揉宝宝的肩井穴。每次按摩5～10次。

3 按压环跳穴

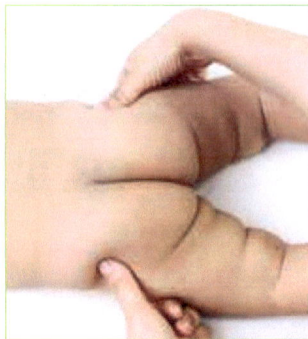

让宝宝趴在床上，用拇指指腹按在宝宝的环跳穴上，有节奏的一起一落的按压。每次按压30～50次。

爱心抚触

1 由上向下捏手臂

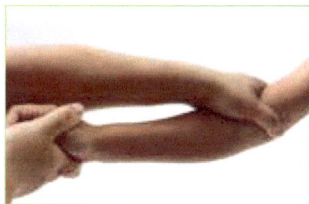

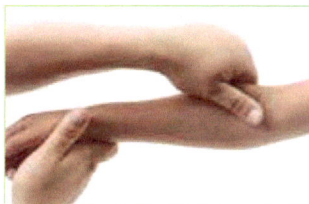

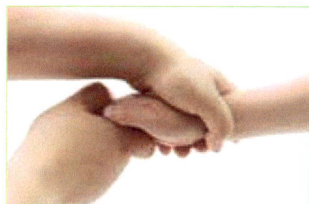

先用一只手握住宝宝的手掌，再用另一只手从宝宝的肩部开始，逐渐向宝宝的手腕处轻轻挤捏，两只手臂交替按摩。每次按摩3分钟。

2 由髋部挤捏到脚踝

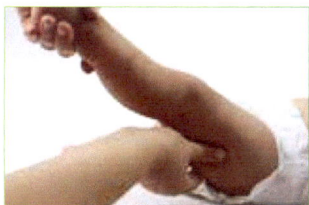

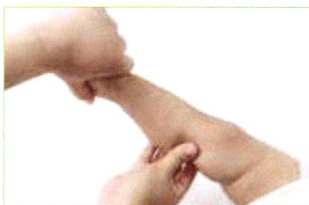

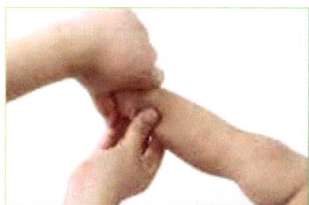

妈妈用一只手握住宝宝的脚掌，再用另一只手从宝宝的髋部开始，一直朝着宝宝的脚踝处挤捏。每次按摩3分钟。

3 由上向下推脊柱

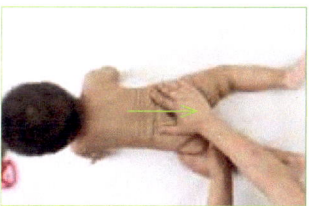

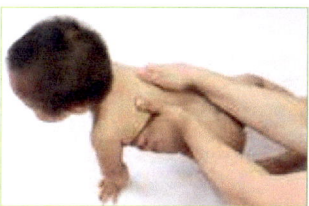

让宝宝俯卧或端坐，妈妈五指并拢，将手掌放在宝宝的肩部，以宝宝的脊椎为中线，从宝宝的肩部一直向下推至宝宝的骶骨。再用手掌的大鱼际轻揉宝宝的小屁股，让宝宝放松全身肌肉。每次按摩5分钟。

4 翻身

将双手放在宝宝的腋下，缓缓地帮助宝宝转动体位，让宝宝俯卧。

贴心叮咛

◎ 家长不要在已经学会翻身的宝宝周围放置塑料袋，避免宝宝抓到放在头上，引起窒息。

◎ 宝宝周围不要放置坚硬的物品，以免宝宝翻身时磕伤宝宝的身体，也不要放置比较小的物品，以防宝宝误食。

◎ 如果宝宝学会翻身了，家长需要在宝宝的周围架起床栏，避免宝宝翻身时从床上摔下来。

◎ 刚刚学会翻身的宝宝还不会翻身回去，所以家长一定要在身边照顾，避免宝宝翻身过来后无法翻回去，时间久了宝宝的头抬不起来，发生窒息现象。

◎ 宝宝的床铺必须平整，避免成为宝宝翻身时的障碍。

爸爸妈妈帮帮忙：BABY 健康日常养护须知

◎ 宝宝翻身的时间是不固定的，所以家长不必过于担心宝宝三个月还不会翻身这个问题。

◎ 要训练宝宝翻身，家长首先不要给宝宝穿太多衣服，给宝宝穿太多会影响宝宝活动，翻身自然就会比其他宝宝晚了。

◎ 作为家长需要引导宝宝完成翻身动作，可以在宝宝的身体一侧放置玩具，吸引宝宝的注意力，诱惑宝宝翻身。

◎ 宝宝在翻身的时候，家长千万不要用力搬动宝宝，以免弄伤宝宝。

爬

爬行对于宝宝来说具有很重要的意义，因为宝宝"爬"的过程里，宝宝对于外界的认识又增加了，扩展了自己的视野范围和活动范围。这也让宝宝多了一些信息获取的渠道，对于宝宝的智力发育有很大帮助。另外，爬行还可以促进宝宝四肢的协调能力，家长在日常生活中可以多鼓励宝宝爬行，对宝宝的身心健康都有很大好处。

经络及穴位按摩

1 揉太溪穴

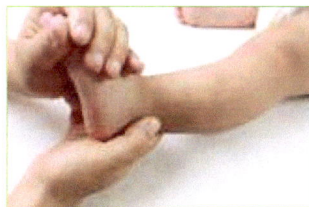

2 揉昆仑穴

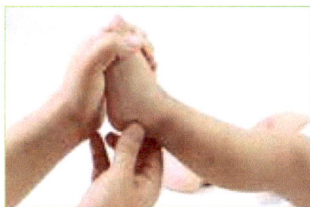

3 揉掐足三里

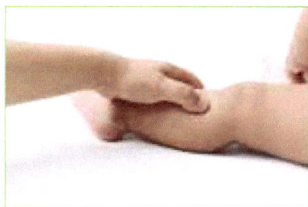

太溪穴位于宝宝脚内侧的脚踝后方的凹陷处。让宝宝仰卧或端坐，一只手固定住宝宝的脚掌，用另一只手的拇指按揉宝宝的太溪穴。每次按揉1分钟。

昆仑穴位于宝宝脚外侧的脚踝与跟腱之间的凹陷处。让宝宝仰卧，一只手固定住宝宝的脚掌，再用另一只手的拇指之间按揉宝宝的昆仑穴。每次按揉1分钟。

足三里位于宝宝外膝眼下方3寸处，胫骨旁1寸处。用拇指的指端按揉宝宝的足三里，或用拇指的指甲掐足三里。每次揉掐50次。

4 按揉关元

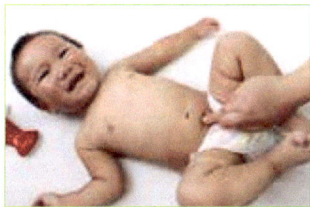

关元位于宝宝腹部正中线，肚脐下方3寸位置。让宝宝仰卧，用中指的指面或手掌，轻轻地按揉宝宝的关元。每次按揉200～400次。

爱心抚触

1 挤捏手臂

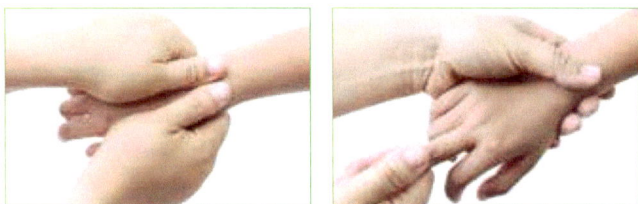

用双手从手腕处开始向上轻轻地挤捏，然后用手指按摩宝宝的手指，每次按摩2分钟。

2 挤捏大腿

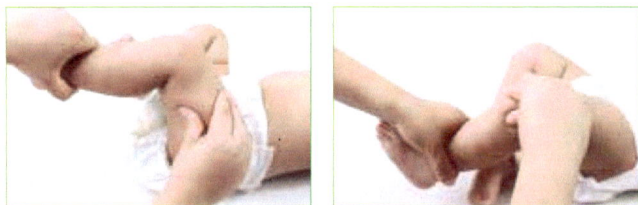

用一只手固定住宝宝的腿部，用另一只手从宝宝的大腿根部，一直朝着宝宝的膝盖处挤捏。每次按摩2分钟。

3 从膝盖挤捏到脚踝

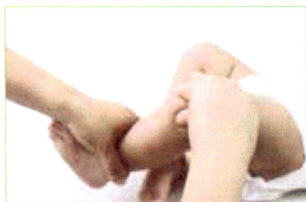

用一只手固定住宝宝的腿部，用另一只手，从宝宝的膝盖处一直向下挤捏至宝宝的脚踝处。每次按摩2分钟。

4 右下向上推送背部

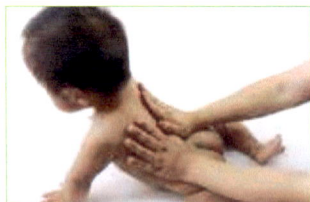

从宝宝的骶骨一直向上，妈妈用双手的掌根着力推送。每向上推动一点，需要用掌根在宝宝的背部揉动。每次按摩2分钟。

贴心叮咛

- 有些宝宝并不喜欢爬行，作为家长要引导宝宝爬行。可以在宝宝的前方放一个色彩鲜艳的玩具，吸引宝宝的注意力，让宝宝想要过去拿到玩具。
- 刚开始宝宝爬行的时候会存在四肢不协调的状况，家长这时可以将手掌放在宝宝的脚底，推动宝宝爬行。
- 为了激发宝宝爬行的兴趣，家长可以在家中用纸箱做成"山洞"，让宝宝从里面爬行，增添宝宝爬行的乐趣。
- 多带宝宝与同龄宝宝接触，宝宝有很强的模仿能力，当看见同龄的宝宝爬行时，他自己也会想要跟着学。
- 为宝宝多准备一些会"动"的玩具，例如皮球、遥控车等，这些可以动的玩具可以激发宝宝追逐的乐趣，从而锻炼宝宝的爬行能力。

爸爸妈妈帮帮忙：BABY 健康日常养护须知

- 宝宝会爬之后对周围的事物都非常好奇，因此家长需要格外注意宝宝的安全，尤其是电源插座，一定要在插座上安装防护盖，避免宝宝触摸。
- 会爬的宝宝，家长千万不要将宝宝单独留在沙发、床、座椅上，以免宝宝从上面摔下来。
- 家中的阳台、楼梯、窗户都需要安装护栏或挡板，避免宝宝发生意外。
- 家中尖锐的物品，例如桌角、柜角等，都需要套上保护套，避免宝宝磕伤自己。

坐

通常宝宝8个月大的时候就会坐了，但其实宝宝在6个月大的时候就已经有了坐着的欲望了。有些家长会早早地让宝宝学习坐。其实，宝宝坐得太早并不是一件值得高兴的事情，因为宝宝的脊柱发育还没有完全，如果坐得比较早，很容易导致脊柱姿势不正，会影响宝宝的健康。

经络及穴位按摩

① 揉风池

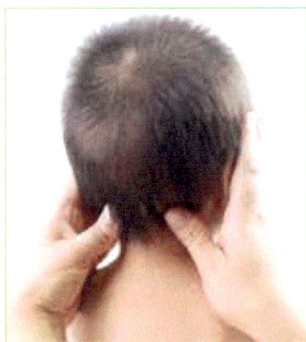

用双手固定住宝宝的头部，用拇指放在宝宝头部两侧，两个拇指同时按揉宝宝的风池穴。每次按揉30～50次。

② 揉大椎

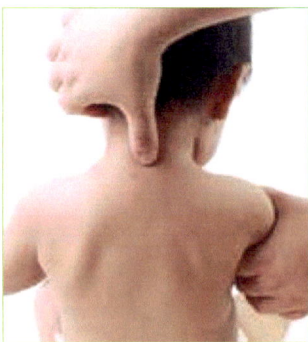

大椎穴在宝宝第七节颈椎棘突下方。用拇指的指端按揉宝宝的大椎穴。每次按揉20～30次。

③ 揉肾俞

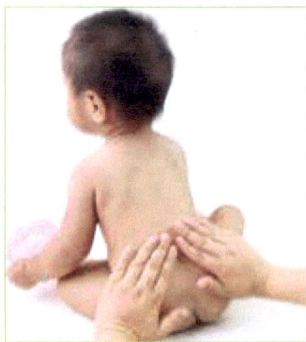

让宝宝趴或坐在床上，用双手的食指、中指以及无名指慢慢地揉宝宝的肾俞穴。每次按揉50～200次。

爸爸妈妈帮帮忙：BABY 健康日常养护须知

◎ 如果宝宝还不到6个月，建议家长不要训练宝宝坐，以免影响宝宝的脊柱发育，引起脊柱畸形。

◎ 宝宝刚刚学习坐的时候，家长可以先让宝宝坐在座椅上，让宝宝先靠坐，慢慢地再让宝宝独立坐。

◎ 不要让宝宝跪坐，因为宝宝跪坐的时候，腿会压在宝宝的屁股下面，久而久之会影响宝宝的腿部发育。

爱心抚触

① 背部划"人"字

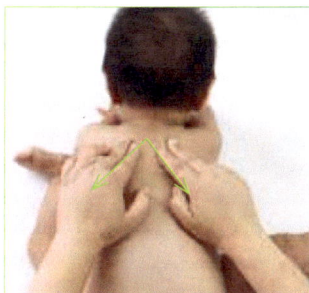

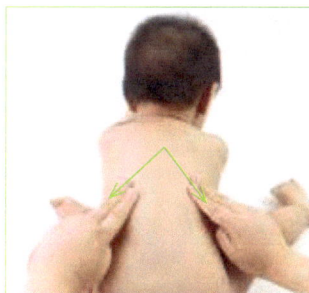

让宝宝俯卧或端坐，妈妈双手食指和中指平放在宝宝的背部，以宝宝的脊柱为中线，由颈部一直向下，划"人"字型按摩至臀部。

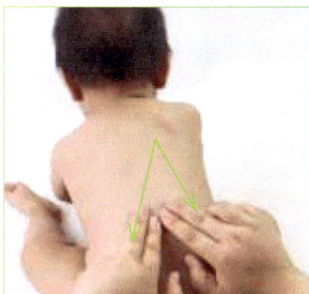

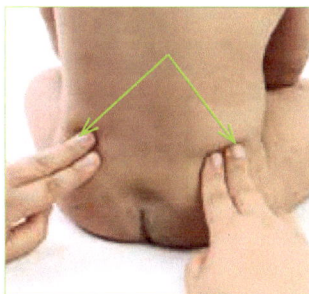

② 引拉练习

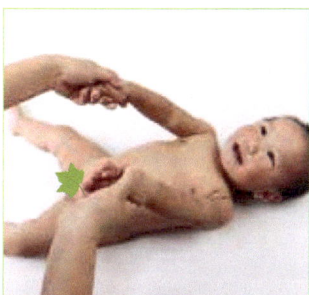

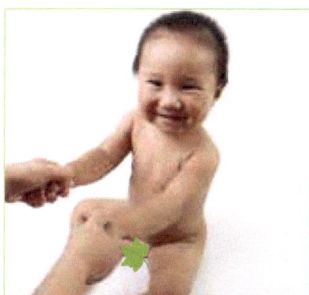

让宝宝仰卧在床上，妈妈用双手拉住宝宝的胳膊，让宝宝坐起来，稍坐片刻之后再让宝宝仰卧。反复该动作3～6次。

3 抚触背部脊柱两侧

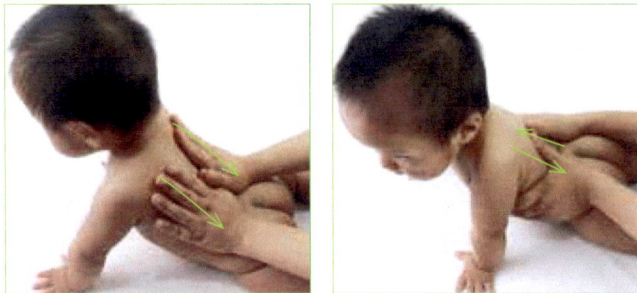

妈妈用双手从宝宝的颈部一直向下，抚触到宝宝的臀部。再将拇指放在宝宝脊柱两侧，另外四指并拢按在宝宝身体两侧，拇指带动其他四指，在宝宝的背部上下滑动5～10次。

贴心叮咛

◎ 在给宝宝做抚触的时候，最好可以一边喊："一、二，宝宝坐起来！"一边轻轻拉宝宝起身，当放宝宝躺下的时候，再喊"三、四，宝宝躺下去！"之后让宝宝缓缓地躺平。这样可以让宝宝有心理准备，不至于在拉扯的时候让宝宝措手不及。

◎ 拉宝宝的时候，一定要注意力度与速度。要配合宝宝的节奏，不要硬拉宝宝，以免拉伤宝宝的身体。

◎ 不要让宝宝坐太久，会影响宝宝脊柱的发育。

◎ 刚刚学会坐的宝宝，家长一定要在身边照看，因为此刻的宝宝还坐不稳，很容易一头栽倒，家长要从旁保护。

◎ 如果宝宝学习坐的时候喜欢哭，家长不要去强迫宝宝学坐，可以先让宝宝坐在家长膝盖上，慢慢适应自己单独坐。

长牙

对于宝宝来说，长牙绝对算得上是一件辛苦的事情。因为在长牙期间，宝宝会出现很多不适的症状，例如流口水、烦躁不安、牙龈痒，有的宝宝甚至还会出现发热的征兆。作为家长一定要在宝宝长牙的时候加强宝宝的护理，这样才能够减轻宝宝在长牙期间的不适感。

经络及穴位按摩

① 揉下关穴

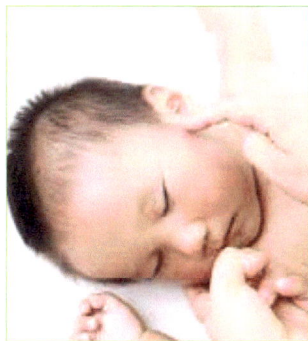

让宝宝仰卧，将食指或中指的指腹按在宝宝的下关穴上，先深按宝宝的下关穴，再轻揉该穴位。每次按揉2分钟。

② 揉颊车穴

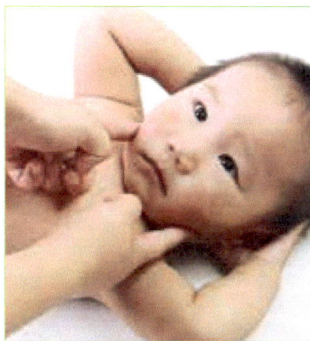

让宝宝仰卧，妈妈用食指或中指按在宝宝的颊车穴上，先深深按压该穴位，再用中指的指腹按揉颊车穴。每次按揉2分钟。

③ 揉小天心

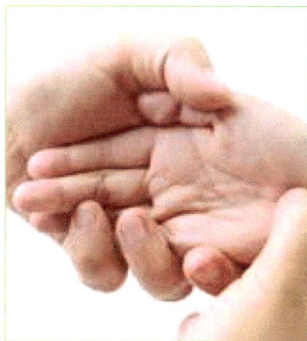

用中指的指端在小天心上慢慢的揉，再用拇指的指甲掐宝宝的小天心，最后再用中指的指尖，或将手指弯曲，用指关节捣宝宝的小天心。每次揉200次，掐10～20次，捣10～20次。

179

爱心抚触

1 轻揉面颊

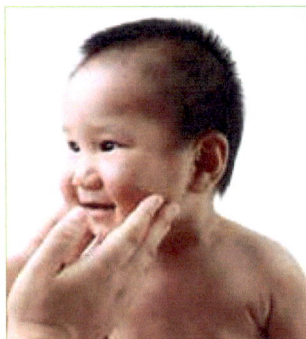

让宝宝仰卧，将双手放在宝宝的面颊两侧按揉，宝宝的脸颊皮肤比较薄，因此按摩的时候力度不要过大。

2 按压下颌

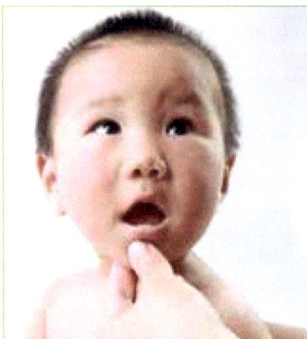

用拇指、食指以及中指相对用力，在宝宝的下颌处按压。由于宝宝下颌的里层就是宝宝的牙龈了，因此按压的力度不宜过大。

3 抚触牙龈

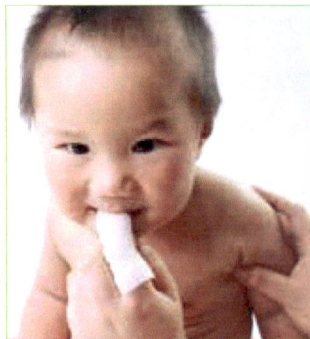

在食指上套上指套，或是用干净湿润的纱布，在宝宝的牙龈上来回按摩。

4 抚触牙床

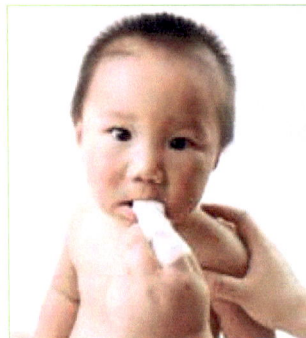

在食指上套上指套，或是用干净湿润的纱布，在宝宝红肿的牙床上用手指轻轻按摩。

5 滑推上颌

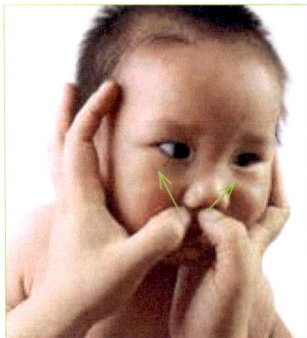

妈妈的双手拇指分别放在宝宝上唇人中两侧，慢慢往两颊滑推，可重复数次。

6 滑按下颌

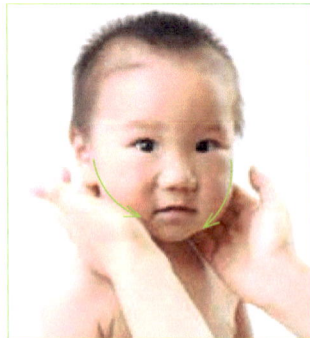

妈妈双手的指尖放在宝宝耳际，慢慢从耳际、耳背，再往下颚滑动，用指尖轻按宝宝下颚淋巴。

贴心叮咛

◎ 宝宝出牙期间一定要注意宝宝的卫生，宝宝的奶嘴、手绢都要进行消毒，避免细菌进入宝宝的体内。

◎ 为宝宝准备一些磨牙食品，因为宝宝出牙的时候，由于牙龈痒，所以宝宝总是会想要啃咬东西，所以家长可以为宝宝准备一些磨牙饼干。

◎ 宝宝出牙的时候会喜欢流口水，在为宝宝擦口水的时候要使用质地柔软的毛巾，擦口水的时候力度要轻柔。要保持宝宝下巴干爽，避免口水浸湿宝宝下巴。

◎ 出牙期的宝宝会表现得烦躁，家长可以用新颖的玩具转移宝宝的注意力，多陪宝宝玩耍，可以让宝宝忘记出牙的不适感。

◎ 宝宝处于出牙期时，牙床、牙龈都非常脆弱，因此需要格外注意卫生，要经常用纱布裹在手指上，为宝宝清洁口腔卫生。

爸爸妈妈帮帮忙：BABY 健康日常养护须知

◎ **不要平躺喂奶**：平躺喂奶，宝宝必须要伸出下颌才能够叼住奶嘴，如果压成这种习惯，宝宝的下颌容易突出，而且下牙也容易畸形。

◎ **不要喂太细软的食物**：宝宝在出牙期间，家长不要喂太细软的食物。因为细软的食物不会对牙龈产生刺激，所以不利于牙齿的发育。

◎ **不要让宝宝吸吮手指**：很多宝宝有吸吮手指的习惯，这样会造成宝宝牙齿畸形，甚至还会造成宝宝上下颌前凸的现象。

说

宝宝学会说话后，就可以通过语言与家长进行沟通了。学会说话可以让宝宝建立自我意识，宝宝可以通过语言来表达自己的感情，学会说话也有助于宝宝智力发育。如果宝宝在学习说话期间受到阻碍，会影响宝宝其他能力的发展，因此家长一定要注重培养宝宝的说话能力。

经络及穴位按摩

1 揉百会

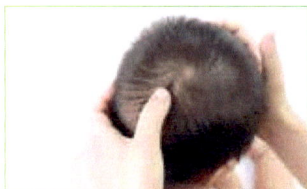

百会穴位于宝宝头顶，用一只手固定住宝宝的头部，用另一只手的拇指按揉宝宝的百会穴。每次按揉100～200次。

2 按揉关元

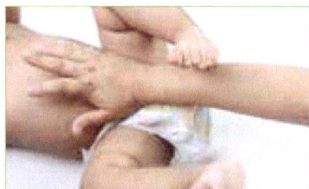

关元位于宝宝腹部正中线，肚脐下方3寸位置。让宝宝仰卧，用中指的指面或手掌，轻轻地按揉宝宝的关元。每次按揉200～400次。

3 揉曲池

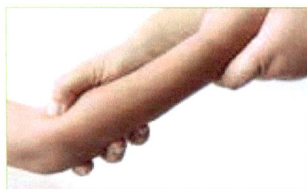

用一只手握住宝宝的手掌，让宝宝的手臂弯曲，用拇指的指端在宝宝的曲池穴上按揉。每次按揉20～30次。

4 按揉三阴交

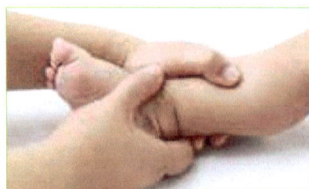

三阴交位于宝宝内踝上方3寸处。用拇指或食指的指端，轻轻地按揉宝宝的三阴交。每次按揉100～200次。

爱心抚触

1 轻揉头部

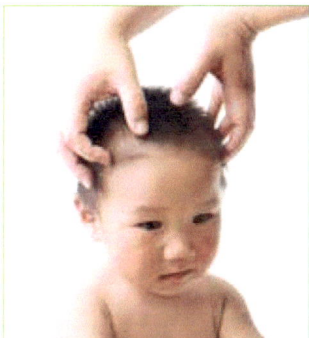

让宝宝仰卧，用十指的指腹紧贴在宝宝的头皮上，带动宝宝的发根揉动，注意不要摩擦。每次按摩3分钟。

2 面部抚触

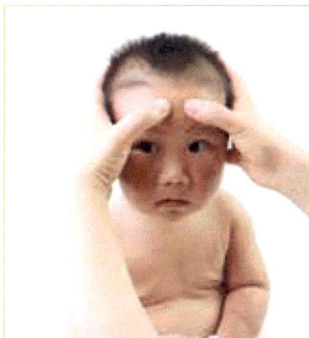

让宝宝仰卧，用双手的拇指从宝宝的额头中央开始，向两边分推，然后将两手拇指滑动回宝宝的额头中央。反复按摩10次。

3 抚触下颌

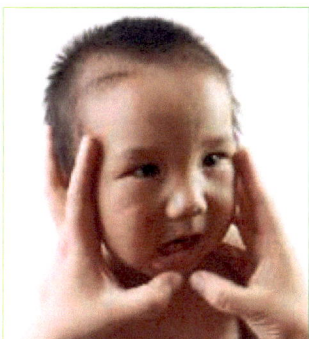

用双手的拇指，从宝宝的下颌中央开始，从两侧逐渐向上滑动，让宝宝的唇形形成一个漂亮的微笑状。

4 抚触头部

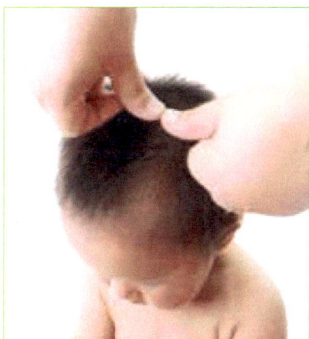

让宝宝仰卧，妈妈的拇指指腹从宝宝的前额发际向上，再向后滑动，一直滑动到宝宝的脑袋后发际下方，将双手的食指按压在宝宝两耳后方的乳突处，轻轻地按压。每次按压10次。

贴心叮咛

◎ 给宝宝做抚触的时候一定要注意和宝宝多沟通，可以给宝宝唱歌，也可以给宝宝念儿歌。

◎ 给宝宝做脸部抚触的时候，家长一定要注意力度不要太大了，因为宝宝的脸部肌肤非常稚嫩，稍微用力就可能弄伤。另外，给宝宝脸部做抚触前涂抹婴儿油或润肤露的时候，注意不要碰到宝宝的嘴唇，避免宝宝误食。

◎ 家长平时可以多和宝宝进行交流，鼓励宝宝用语言来表达自己的意思，多带宝宝去人多的地方，多听人讲话。

◎ 家长可以在宝宝学习说话期间，家长可以购买一些故事书，每天坚持给宝宝讲故事，让宝宝的语言变得丰富起来。

◎ 宝宝刚学习说话时，家长可以多和宝宝说一些拟声叠词，例如叽叽、汪汪、嘎嘎。家长可以提问宝宝："小鸡怎样叫？小狗怎样叫？小鸭怎样叫？"

爸爸妈妈帮帮忙：BABY健康日常养护须知

◎ 家长可以在宝宝学说话期间，先教宝宝一些简单的语言，例如baba、mama，这类简单的单词对于宝宝来讲比较好控制声音。

◎ 平时家长在家说话的时候声音不要太大，不要在宝宝面前吵架，避免让宝宝形成语言障碍。

◎ 多回答宝宝的问题，很多家长对宝宝提出的问题都置若罔闻，家长忽略宝宝的问题，会让宝宝心理受到打击，因此也会导致宝宝话少。

◎ 当宝宝已经学会说话了，家长需要多与宝宝进行对话，丰富宝宝的语言能力。

站

站立是行走的重要条件之一，只有站得稳宝宝走能够走得远。通常宝宝在8个月大的时候就需要学习站立了，到9个月的时候，宝宝扶着家具就可以独自站立了。宝宝学会站立，不仅有助于宝宝的运动功能发育，还有助于宝宝的智力发育。

经络及穴位按摩

1 揉足三里

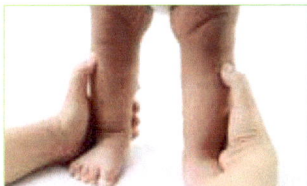

足三里位于宝宝外膝眼下方3寸处，胫骨旁1寸处。用拇指的指端按揉宝宝的足三里。每次按揉50～100次。

2 按揉三阴交

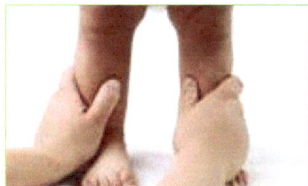

三阴交位于宝宝内踝上方3寸处。让宝宝站立，妈妈双手用拇指指端轻轻地按揉宝宝的三阴交。每次按揉100～200次。

3 搓擦涌泉

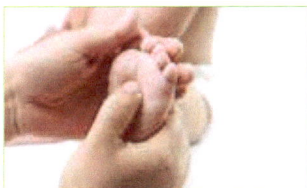

让宝宝仰卧，用一只手抓住宝宝的小脚，将拇指按住宝宝脚底的涌泉穴上，在宝宝的涌泉穴上不断地搓擦。每次搓擦3分钟。

4 按揉阳陵泉

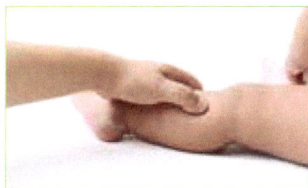

阳陵泉位于宝宝膝盖斜下方，小腿外侧腓骨前的凹陷处。用拇指的指腹按在阳陵泉上，其余四指放在宝宝的小腿肚上，用力按揉1分钟。

爱心抚触

1 抚触脚背

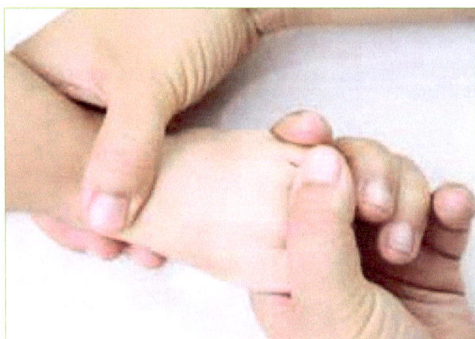

让宝宝仰卧或端坐，脚背朝上，一只手握住宝宝的脚趾，一只手握住脚踝，固定住宝宝的脚，握脚踝的手拇指在宝宝的脚背上来回搓动。每次搓20～30次。换另一只脚按同样方法搓动。

2 抚触脚趾

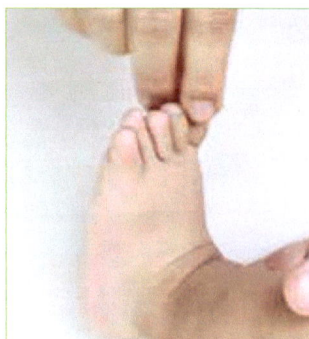

让宝宝仰卧脚背朝上，用拇指、食指以及中指围绕着宝宝的脚趾揉动。每根脚趾按揉10次。

3 抚触脚心

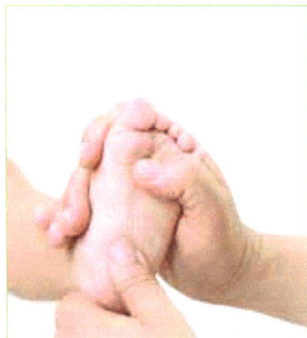

让宝宝仰卧，足跟朝下，足尖朝上。将一只手的拇指放在宝宝的足跟位置，以拇指为轴，按照顺时针的方向，用另一只手的拇指在宝宝的脚掌上画圈。每次画圈20～30圈。

4 抚触小腿

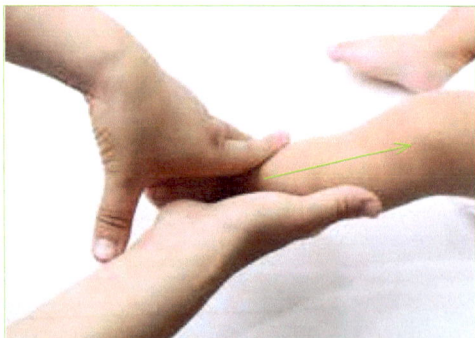

妈妈用双手夹住宝宝的小腿，从宝宝的脚踝处开始，朝着膝盖方向搓揉。每次搓揉2分钟。

贴心叮咛

- 宝宝刚学习站立的时候，每次站立的时间最好不要超过5分钟，因为宝宝的下肢支撑能力还不足，时间过久的站立会影响下肢发育。

- 家长训练宝宝站立的时候，刚开始可以先用双手支撑在宝宝的腋下帮助宝宝站立。当宝宝可以站稳后，家长可以训练宝宝扶站。

- 很多宝宝刚开始学习站立的时候，经常会出现站不稳的现象，建议家长可以先让宝宝进行靠墙站立训练。

- 在给宝宝做按摩抚触的时候，一定不要忘记与宝宝进行交流，可以为宝宝唱歌，也可以告诉宝宝你按摩的是宝宝的哪里。

- 宝宝独自站立的时候很容易摔倒，家长需要在一旁看护，避免宝宝摔倒。

爸爸妈妈帮帮忙：BABY 健康日常养护须知

- 很多家长担心宝宝站的早了小腿会变弯，其实人的小腿没有笔直的，宝宝小的时候小腿弯会比较明显，随着年龄的增长小腿长度变长，弯曲度也就自然变小了。

- 刚学会站立的宝宝对周围事物都非常好奇，因此家长需要格外注意，不要将物品放到宝宝可以伸手拿到的地方，避免物品掉落砸伤宝宝。

- 夏季时，很多人的家里都会摆放电风扇，而刚刚学会站立的宝宝，很容易将手指伸入电风扇中，家长需要格外注意。

走

宝宝学会走路后，可以扩展宝宝的视野，可以让宝宝接触到更多的外界事物。会独立行走的宝宝，活动范围会变得更加宽广，与此同时也可以增加宝宝的眼睛与四肢的协调能力，对于宝宝大脑发育有很大的帮助。走路对于宝宝来说也算是一项"剧烈运动"了，可以促进宝宝消化，让宝宝的身体长的更快更结实。

经络及穴位按摩

① 揉太溪穴

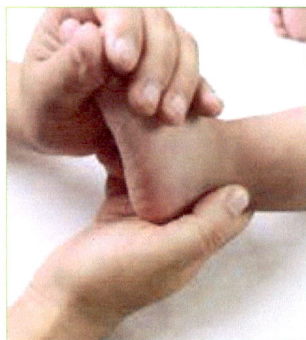

太溪穴位于宝宝脚内侧的脚踝后方的凹陷处。让宝宝仰卧或端坐，一只手固定住宝宝的脚掌，用另一只手的拇指按揉宝宝的太溪穴。每次按揉1分钟。

② 揉昆仑穴

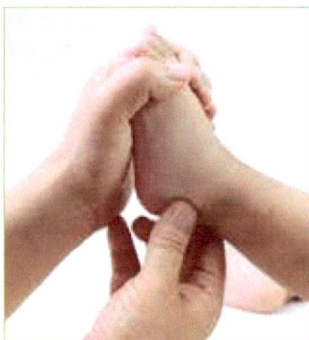

昆仑穴位于宝宝脚外侧的脚踝与跟腱之间的凹陷处。让宝宝仰卧，一只手固定住宝宝的脚掌，用另一只手的拇指之间按揉宝宝的昆仑穴。每次按揉1分钟。

③ 揉掐足三里

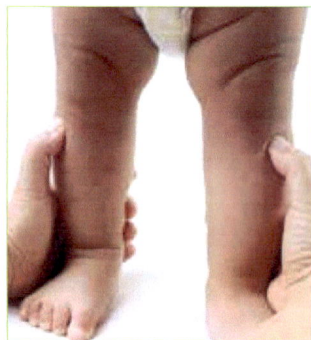

足三里位于宝宝外膝眼下方3寸处，胫骨旁1寸处。妈妈用拇指的指端按揉宝宝的足三里，或用拇指的指甲掐足三里。每次揉掐50次。

爱心抚触

1 抚触小腿

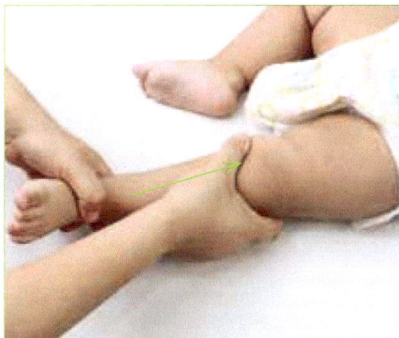

让宝宝仰卧，妈妈用双手同时握住宝宝的脚踝，用其中的一只手沿着宝宝的脚踝，一直向着宝宝的膝盖方向推送。每次按摩1分钟。

2 抚触脚踝

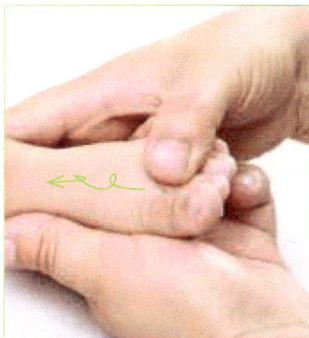

妈妈用双手托住宝宝的小脚丫，用一只手的拇指按在宝宝的脚背上，从宝宝的脚趾处向着脚踝处慢慢推压。每次按摩1分钟。

3 抚触脚底

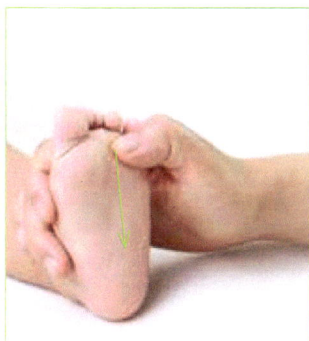

妈妈用一只手握住宝宝的脚踝，用另一只手的拇指一侧按在宝宝的脚底上，从宝宝脚趾的部位向脚跟位置按压。每次按摩1分钟。

4 抚触腿部

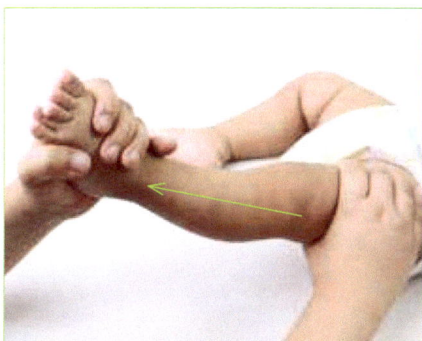

妈妈用一只手握住宝宝的脚掌，用另一只手的四指并拢，拇指放在宝宝腿部下方，从宝宝的大腿开始，朝着宝宝的脚踝方向挤压。之后用虎口卡住脚踝下面，朝着大腿根处推压，每次抚触4分钟。

贴心叮咛

◎ 宝宝学习走路期间，家长要注意纠正宝宝不良的走路姿势，例如内八字、外八字，不正确的走路姿势，会影响宝宝的骨骼发育。

◎ 宝宝刚刚学习走路的时候，胆子非常小，家长可以手牵着手，带着宝宝走，让宝宝适应走路。

◎ 刚学会走路的宝宝，走的还不够稳，所以地面要保持干净，不要放置杂物，避免宝宝被绊倒。

◎ 学习走路，选择鞋子也非常重要。家长要注意不要给宝宝选择太大的鞋子，也不要选择鞋底过硬的鞋子。另外，选择鞋子的时候要注意防滑，避免宝宝跌倒。

◎ 尽量不要让宝宝穿着纸尿裤学走路，因为宝宝穿着纸尿裤宝宝走起路来会很不舒服，而且会影响宝宝走路的姿势。

爸爸妈妈帮帮忙：BABY 健康日常养护须知

◎ 如果担心宝宝摔倒，可以在家中铺设软垫，这样一来宝宝即便不慎摔倒，也不会摔伤自己。

◎ 刚学会走路的宝宝会乱拿东西，家长应该将易碎的物品、药品以及尖锐的东西放到宝宝拿不到的地方，避免宝宝弄伤自己。

◎ 家中如果有棱角尖锐的家具，家长应该将家具的棱角都包起来，避免尖锐的棱角磕到宝宝。

◎ 为家中的房门安装门夹，避免宝宝将手指放在门上，关门时夹到手指。

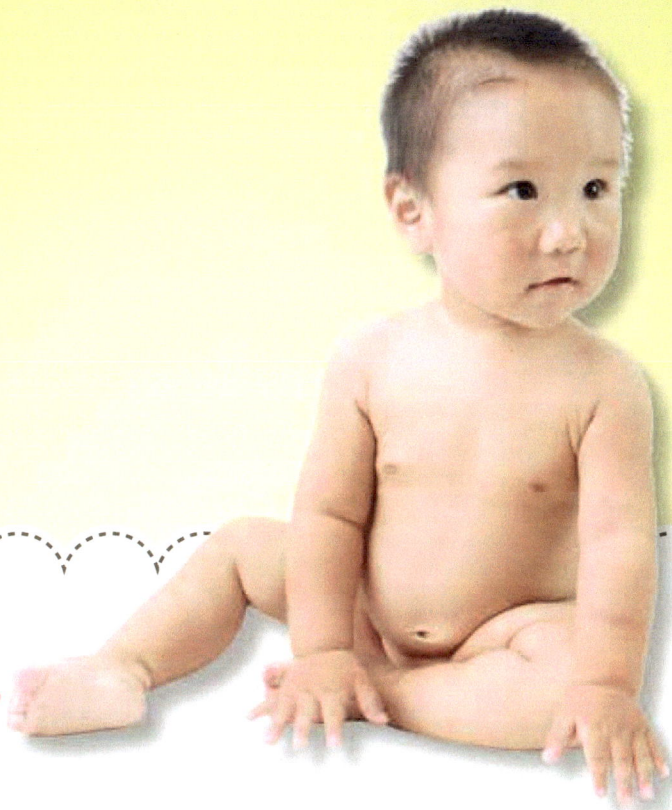

第八章

图画篇：
用手在宝宝身上涂满爱的符号

　　妈妈可以在宝宝的身体上用手指作画，手指与宝宝皮肤的接触不仅会刺激皮肤的感受器，信号传送到神经中枢，有利于脑的发育，并能愉悦宝宝的心情，同时还能促进父母与宝宝的交流，增加亲情的亲密性。父母可以边画边告诉宝宝你画的是什么，也可以把你画的符号编成儿歌唱给宝宝听，以增加与宝宝的互动。

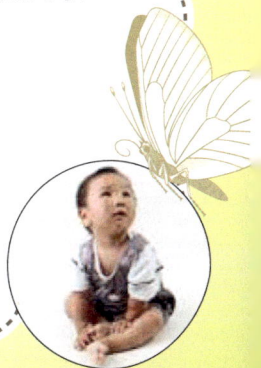

头面部

在鼻侧画"W"

妈妈两拇指从宝宝鼻子两侧，以"W"的路线往外推压，反复推压1分钟。

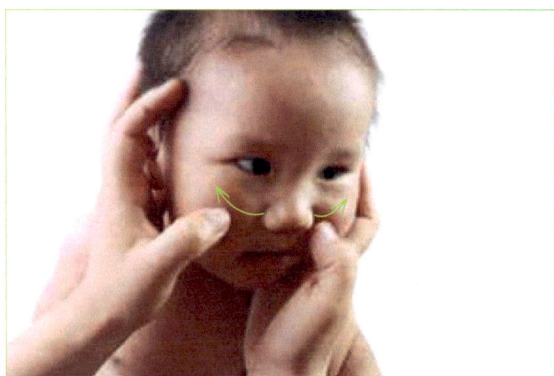

妈妈边抚触边念：一边一个勾，变成W。

嘴角画胡须

❶

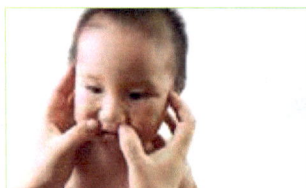

妈妈双手拇指放于嘴巴两侧，其余手指分别托于宝宝后脑勺处。

❷

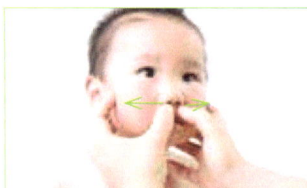

妈妈双手拇指放在嘴角上侧，分别向脸颊方向分推。

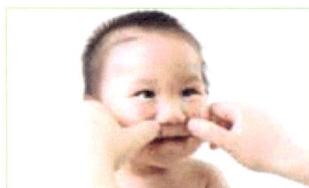

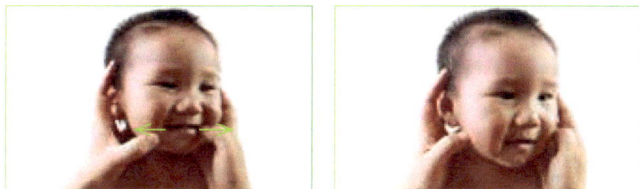

妈妈双手拇指放在嘴角处，分别向脸颊方向分推。

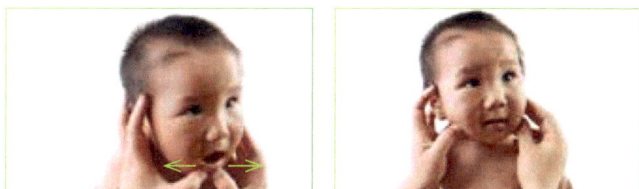

妈妈双手拇指放在嘴角下侧，分别向脸颊方向分推。

5.妈妈手指线路走向会形成小猫一样的胡须。

妈妈边抚触边念：小花猫，喵喵喵，几根胡须两边翘。

描五官

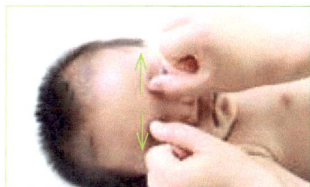

让宝宝躺在床上或者垫子上，妈妈的双手拇指放在宝宝的眉头上，拇指出力顺着眉毛轻轻往眉毛两侧推压，可重复5次。

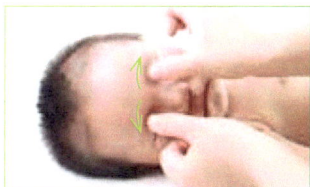

妈妈用双手拇指指腹放在宝宝内眼角处的上眼皮上，分别用拇指指腹顺着眼睑向两侧轻柔推压至外眼角处，可重复5次。

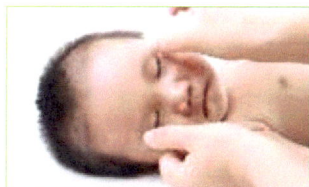

3

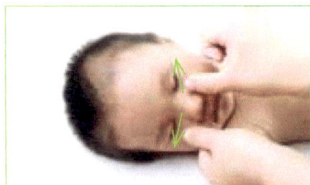

妈妈站在宝宝身旁，双手拇指指腹放在内眼角下方，顺着眼下向眼尾处轻柔推压，可重复5次。

4

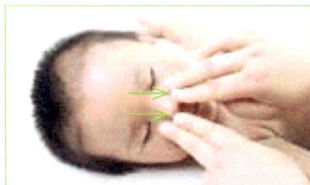

妈妈双手食指、中指并拢，指腹放在宝宝鼻根处，沿着鼻形由上向下推揉至鼻翼处，可上下反复推揉5次。

5

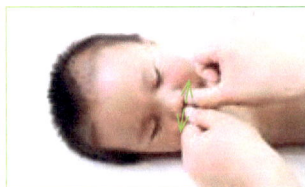

妈妈双手拇指放于上唇中间，分别向嘴角滑揉，然后双手放于下唇中间，分别向嘴角滑揉，可重复5次。

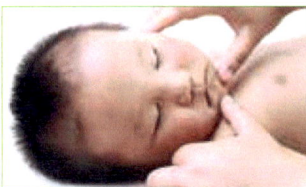

6

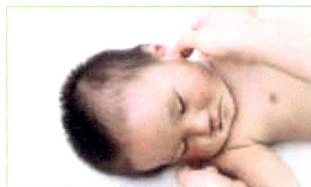

妈妈用双手的拇指和食指分别捏住宝宝的耳郭，由上向下轻轻揉搓，然后右下向上轻轻揉搓，可重复揉搓5次。

妈妈边抚触边念：这是眉毛，这是眼睛，这是鼻子，这是嘴巴，这是耳朵。

胸腹部

胸腹部画颗"心"

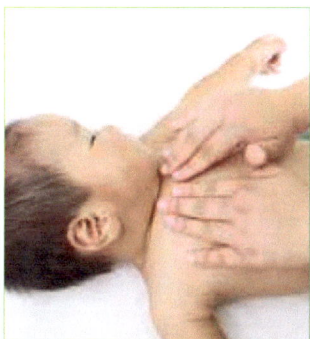

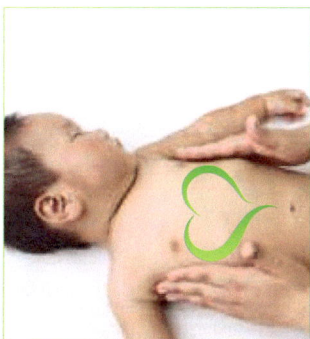

1 双手轻轻放在宝宝腹部左右两个乳头之间。

2 双手轻轻放在宝宝腹部左右两个乳头之间。

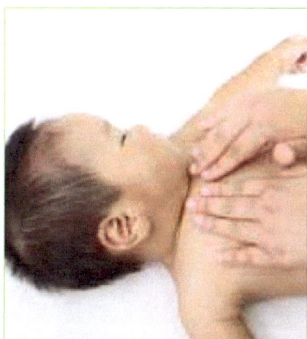

3 再按摩到胸部外侧后，将手指滑到原先的位置。

妈妈边抚触边念：小肚皮，软绵绵，宝宝笑得甜又甜。

也可以说：画个爱心送给谁啊？送给最爱的宝贝！

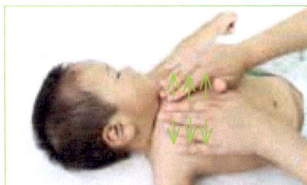

妈妈用整个手指，包括手掌，先轻轻地放在宝宝的胸部正中间。

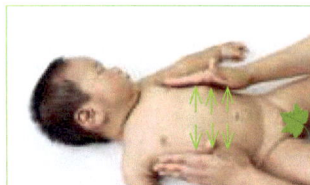

然后慢慢地抚过肋骨的两边，路径就是双手在宝宝的胸部划出双翅膀形。

妈妈边抚触边念：小宝宝，小天使，画个翅膀飞起来。

蝴蝶法

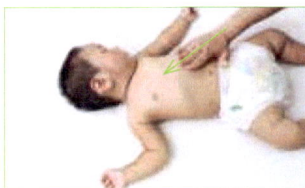

将右手掌放在宝宝左侧肋骨下方缓慢向上推至宝宝的右肩，并用手指轻轻按摩肩膀周围。

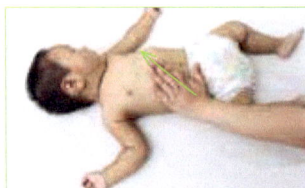

再用左手放在右侧肋骨下方缓慢向上推至宝宝的左肩，双掌交替以对角线做掌擦的动作。

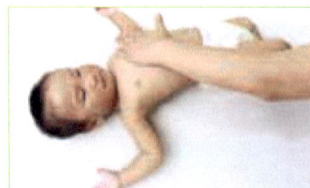

妈妈边抚触边念：小蝴蝶，穿花衣，飞来飞去，真美丽。

胸腹部写"I LOVE YOU"

1

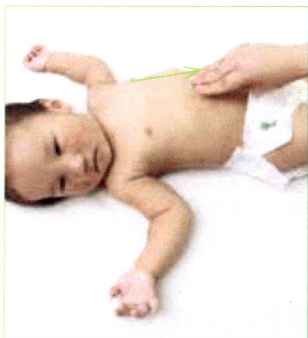

按顺时针方向进行，把肚子从上到下抚一遍，好像要把宝宝肚子里的脏东西推到屁屁去拉一样，这时的路径就成了一个字母"I"。

2

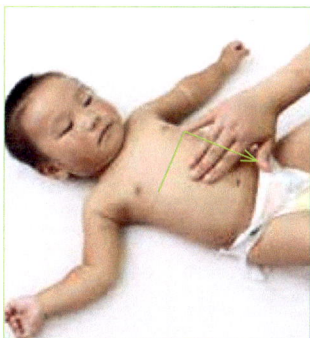

摊开妈妈的手掌，从宝宝的右肋骨位置出发，拉向左肋骨后，再往肚子下方路径前进，另一边的按摩同理。

3

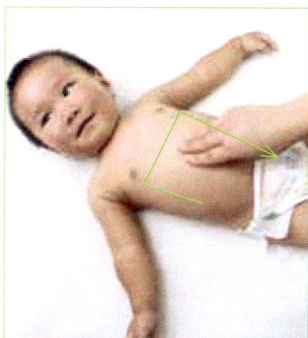

把之前的路径结合起来，从宝宝的右肋骨下方即右下小腹处出发，绕到肚子的上方，再绕回左肋骨下方即左下小腹处，成一个倒U字形路径。

4

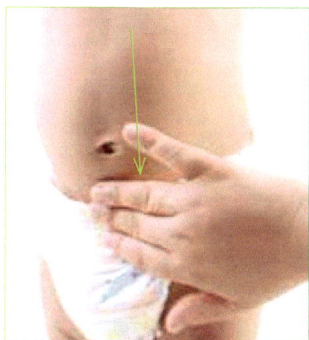

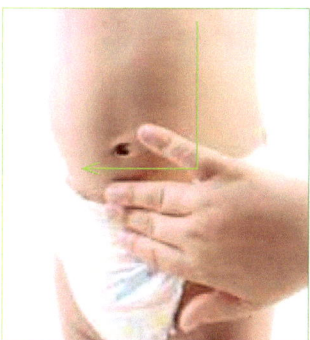

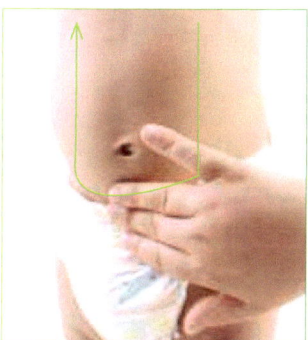

也可以一只手掌置于左侧肋缘处，从上向下画"I"，接着再从左到右画倒"L"，再从左到右画"U"。

妈妈边抚触边念：小宝宝，我爱你，英文叫做I LOVE YOU。

腰背部

背部画"人"形

❶

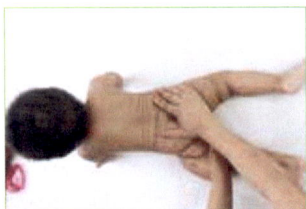

将宝宝翻过身来，爬在床上或者垫子上，呈俯卧位。

❷

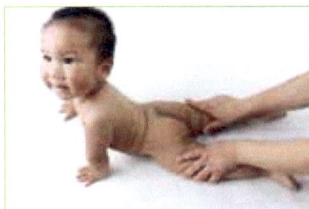

双手平放于臀部，握住两大腿根处。

❸

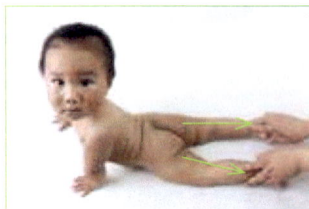

顺着双腿向下捋至脚跟，经过脚底到脚尖。

❹

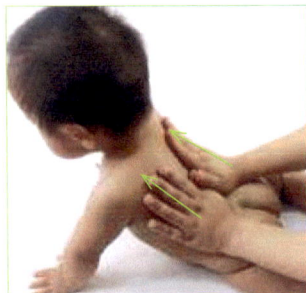

双手回到臀部，以脊柱为中分线，手掌轻触宝宝脊椎两侧的肌肉，从臀部至颈部向上滑动，推至颈部。

❺

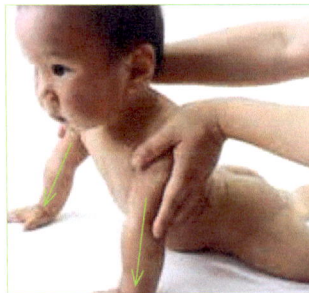

然后从肩膀沿着双臂向双手方向滑动抚触。

❻

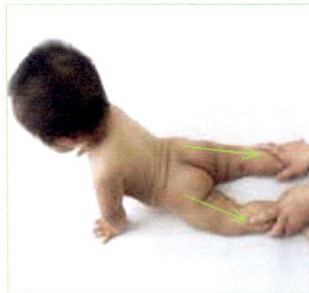

动作完成后，根据抚触的线路，看起来很像一个简化人形。

妈妈边抚触边念：小宝宝，乖乖趴，我给宝宝画个洋娃娃。

背部画梯子

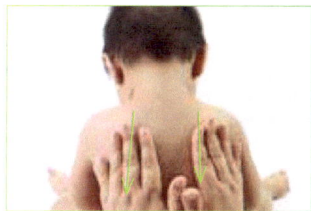

妈妈双手平放在宝宝背部脊柱两侧处，手掌轻触宝宝脊椎两侧的肌肉，从肩部向下推至腰骶部。

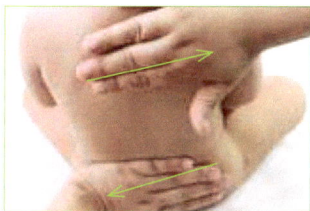

妈妈一只手掌横放于两肩处，一只手掌横放于腰骶处，双手反方向来回横擦，边横擦边从两边向中间移动，约1分钟。

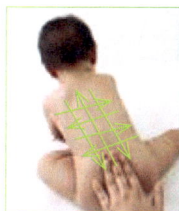

妈妈一只手的食指、中指、无名指并拢，用指腹沿着脊柱上下捋脊柱约1分钟。

妈妈边抚触边念：竖着画，横着画，画个梯子宝宝爬。

背部画简体花

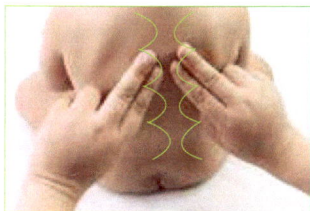

让宝宝俯卧或坐在床上或者垫子上，妈妈双手食指和中指并拢，在腰背部以脊柱为中轴，画靠背双"C"。

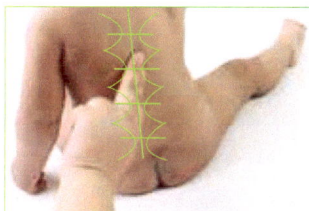

妈妈双手食指和中指并拢，一只手沿着脊柱上下滑动推压，一只手在"C"的中线横向滑动推压。

妈妈边抚触边念：左边一个C，右边一个C，宝宝背上画满C，上下一条线，左右好多线，把个"C"字串一串。

腿部

双腿画"八"字

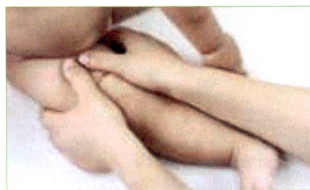

① 让宝宝仰躺或坐在床上或垫子上，妈妈搓热双手，双手握住宝宝的双腿，注意双手拇指在上，其余八指放于腿后，双手拇指相抵。

②

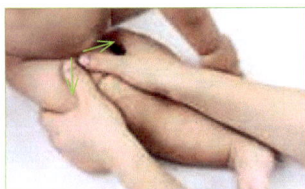

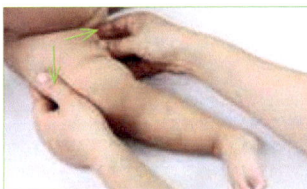

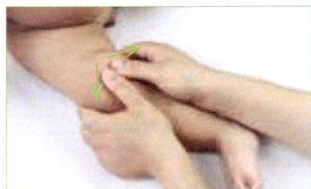

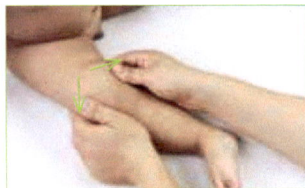

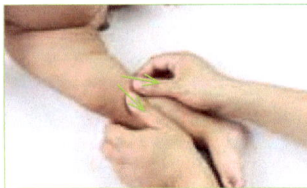

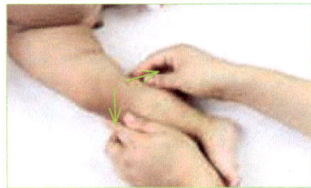

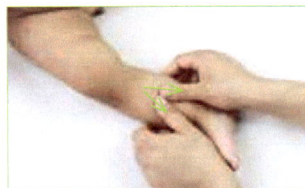

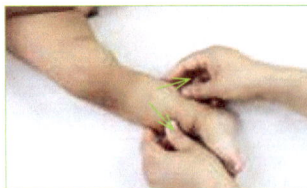

向腿外下侧滑动双手拇指，成一个"八"字形状，从大腿根处依次画到脚踝处。另一条腿以同样的方式画"八"。

妈妈边抚触边念：一撇一捺是个八，一个八，两个八，好多个八，全部都在腿上画。

手足部

脚底写字母 "C"

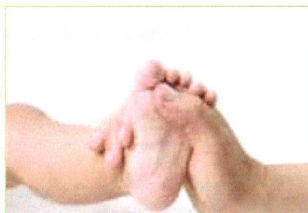

让宝宝仰躺或者坐在在床上或者垫子上，妈妈一只手的拇指放在宝宝的脚掌，其余四指握住脚背。

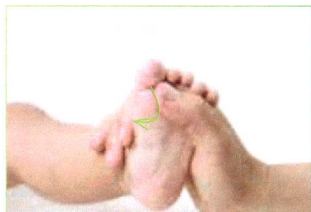

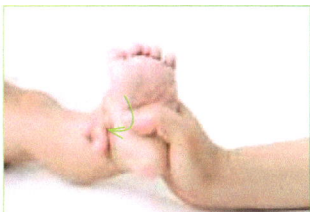

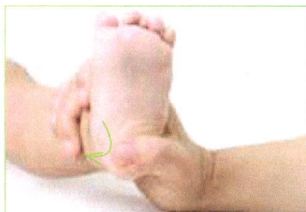

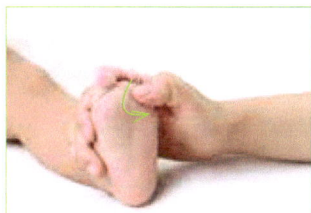

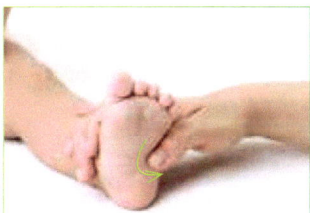

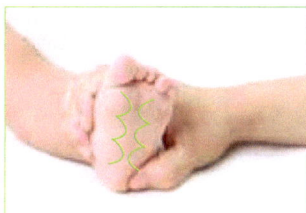

妈妈滑动大拇指在宝宝脚底画"C"，从脚掌画到脚心再画到脚跟，画2～3分钟，换一只脚重复做此动作。

妈妈边抚触边念：左边一个C，右边一个C，背靠背像对好兄弟。

描脚形

1

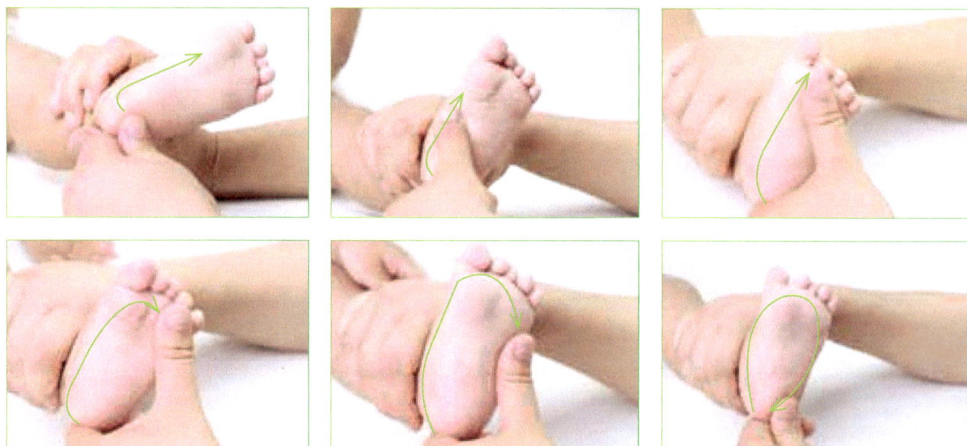

让宝宝仰卧或端坐在床上或垫子上，妈妈一只手托住妈妈的后脚跟，妈妈一只手的拇指沿着脚底边缘一路推压。

2

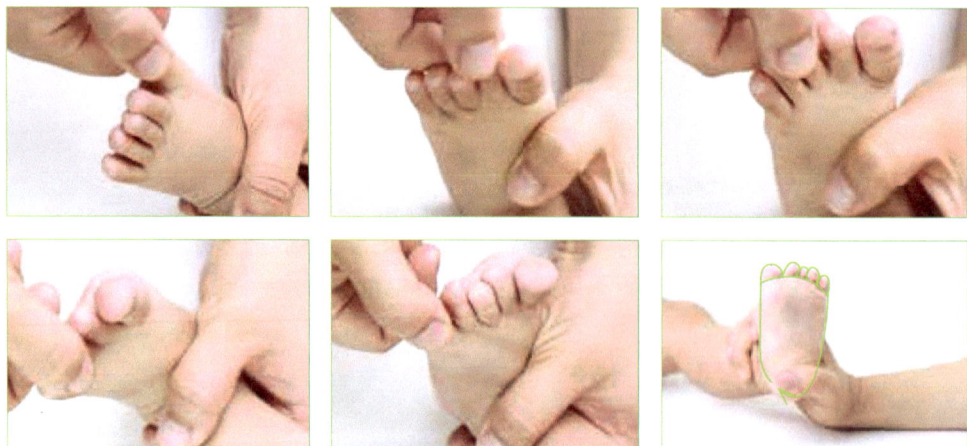

再分别揉捏每一个脚趾。另一只脚按同样的方法进行揉画。

妈妈边抚触边念：压一压，按一按，捏一捏，宝宝的小脚真好看。